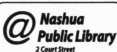

Flexivegetarianos

ANA MORENO

Flexivegetarianos

Vegetarianiza tu dieta

Prólogo de Sergio Fernández

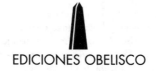

EDICIONES OBELISCO

Si este libro le ha interesado y desea que le mantengamos informado
de nuestras publicaciones, escríbanos indicándonos qué temas son de su interés (Astrología,
Autoayuda, Ciencias Ocultas, Artes Marciales, Naturismo, Espiritualidad, Tradición…)
y gustosamente le complaceremos.

*Los editores no han comprobado la eficacia ni el resultado de las recetas, productos, fórmulas
técnicas, ejercicios o similares contenidos en este libro. Instan a los lectores a consultar al médico o
especialista de la salud ante cualquier duda que surja. No asumen, por lo tanto, responsabilidad
alguna en cuanto a su utilización ni realizan asesoramiento al respecto.*

Puede consultar nuestro catálogo en www.edicionesobelisco.com.

Colección Salud y Vida Natural
FLEXIVEGETARIANOS
Ana Moreno

1.ª edición: octubre de 2014

Maquetación: *Marga Benavides*
Corrección: *M.ª Jesús Rodríguez*
Diseño de cubierta: *Enrique Iborra*
Fotografía de la autora: *Soledad Rizzo*

© 2014, Ana Moreno
(Reservados todos los derechos)
© 2014, Ediciones Obelisco, S. L.
(Reservados los derechos para la presente edición)

Edita: Ediciones Obelisco, S. L.
Pere IV, 78 (Edif. Pedro IV) 3.ª planta, 5.ª puerta
08005 Barcelona - España
Tel. 93 309 85 25 - Fax 93 309 85 23
E-mail: info@edicionesobelisco.com

ISBN: 978-84-16192-05-2
Depósito Legal: B-19.187-2014

Printed in Spain

Impreso en España en los talleres gráficos de Romanyà/Valls S. A.
Verdaguer, 1 - 08786 Capellades (Barcelona)

Aunque la meta es comer más sano y, por tanto,
mejorar tu bienestar, esto no siempre es fácil.

La vida nos presenta retos cada día y, en última instancia, lo
verdaderamente enriquecedor no es conseguir el resultado, sino la persona
en quien te vas convirtiendo durante el proceso.

Dedico este libro a quienes se responsabilizan sobre lo que eligen cada
momento, porque la suma de nuestras pequeñas elecciones del día a día
va configurando nuestra vida, en uno u otro sentido.

Una vida con sentido se forja como resultado del carácter
que desarrolla la persona que la vive.

¡Enhorabuena!

Prólogo

Hay algo que me entusiasma y es imaginarme cómo será el mundo del futuro y trabajar para hacerlo posible hoy. Tengo la certeza de que en algún momento, que quizá hasta podamos llegar a presenciar, los contenidos de *Flexivegetarianos* se explicarán en las escuelas. En cualquier caso y mientras eso sucede, seguirá siendo nuestra responsabilidad cuidar de nuestra salud para poder disfrutar de la vida plenamente.

Intuyo que no somos del todo conscientes de que el estado natural del ser humano es la salud y de que la enfermedad es una alteración de lo que debería ser habitual. Intuyo también que como las consecuencias de una alimentación poco saludable no se manifiestan de manera inmediata, salvo en casos extremos, no prestamos suficiente atención a los alimentos que consumimos.

Por eso *Flexivegetarianos* es un libro tan necesario. Lo es porque nos explica cómo alimentarnos para que la salud sea una constante mantenida es nuestra vida. *Flexivegetarianos* nos invita a incorporar a nuestro día a día hábitos para disfrutar no sólo de una alimentación más sana sino de una vida más plena, y además lo hace desde la flexibilidad y desde el sentido común, sin dogmatismos.

Fue el Dalai Lama quien dijo que los seres humanos perdemos la salud para ganar dinero y que, posteriormente, perdemos el dinero para conseguir la salud. Sé que este libro ayudará a muchas personas a aprender por discernimiento antes que por sufrimiento que alimentarse con sensatez es una de las claves para gozar de una vida rebosante de energía.

Flexivegetarianos es un libro equilibrado, en el sentido de que defiende la idea de que en el punto medio está la virtud. Es también un libro valiente y que apuesta por una alimentación predominantemente vegetariana y lo hace desde el sentido común y desde el amor.

Detrás de cada persona de éxito hay siempre una persona que adoptó en algún momento una decisión difícil. Alimentarse conscientemente, lo sé por experiencia, entraña una cierta dificultad, sin embargo considero que el premio compensa con creces el esfuerzo.

Ana Moreno es mi líder de opinión en lo referente a alimentación vegetariana, vegana y flexivegetariana. Recuerdo que la primera vez que la invité al programa radiofónico *Pensamiento Positivo* [www.youtube.com/pensamientopositivo1] me instó a que antes de ingerir cualquier alimento me preguntase ¿qué es lo que haría una persona que se ama a sí misma en esa circunstancia? Y es de eso de lo que trata *Flexivegetarianos*: de cómo querernos a nosotros mismos, también en lo alimenticio, para poder gozar con mayor plenitud de la vida.

Ana Moreno es una coetánea del futuro. En ocasiones pienso que ha venido desde allí para contarnos lo que dentro de unos años será inevitable –una dieta predominantemente vegetariana– y para regalarnos más que conocimiento sabiduría, pero sobre todo para inspirarnos con su ejemplo de compromiso en la divulgación de ideas que regalan salud para las personas y para el planeta.

Gracias, Ana, por este regalo que nos haces llamado *Flexivegetarianos* y gracias por ser como eres porque necesitamos muchas más personas que, como tú, estén dispuestas a especializarse en lo imposible.

SERGIO FERNÁNDEZ
Director del www.masterdeemprendedores.com y del Programa radiofónico Pensamiento Positivo. *Autor de* Vivir sin jefe, Vivir sin miedos *y* El Sorprendedor.
Puedes acompañar a Sergio en www.pensamientopositivo.org

¿Para qué un libro titulado *Flexivegetarianos*?

Mi misión es traerte paz si te has planteado muchas veces una dieta vegetariana rigurosa y no has conseguido o sabes que no conseguirás seguirla. No es necesario que lo hagas. Desde ahora mismo, te libero de la exigencia de seguir una dieta estricta y de la frustración de no conseguirlo.

Mi abuelo paterno era un experto quesero. Montó una próspera quesería en la Mancha y fabricaba unos quesos riquísimos. Aunque él quedó inhabilitado para trabajar siendo bastante joven, víctima de la Guerra Civil española, mi abuela continuó curando quesos para consumo familiar. En vacaciones, cuando mi abuela nos visitaba y pasaba unos días con nosotros, siempre nos traía un queso. Lo había estado curando en aceite durante todo un año. Era un queso exquisito.

Yo sé que el queso, en especial el queso curado, es uno de los peores productos para la salud, tanto de los humanos como de los pobres animales que dan la leche. Sin embargo, aunque he minimizado mi consumo de queso y, hoy en día, sólo lo tomo en ocasiones especiales, prescindir completamente de él resulta complejo para mí.

Pídele a un francés que no tome vino, a un andaluz que no tome pescaíto frito, a un japonés que no tome sushi o a un italiano que desaire la pasta… Si le pides peras a un olmo, el olmo no podrá dártelas… Del mismo modo, si te exiges demasiado, puede que abandones. Pero no se trata de todo o nada.

Antes que fanatizarte prefiero comprenderte y acompañarte en tu camino, de manera que consigas resultados mucho mejores que los que obtendrías presionándote, y que además te lo pases mucho mejor. Sé lo difícil que es estar una y otra vez frente a metas excesivas. O bien acabas abandonando o, antes de decidir abandonar, cada vez que no las consigues, terminas por sentirte frustrado y culpable. La vida, no sólo la tuya sino también la del planeta y de los animales, es muy valiosa. Mi deseo es contribuir a que encuentres el equilibrio entre poder disfrutar y sentirte cómodo con tus elecciones dietéticas, a la vez que obtienes suficiente información para poder elegir correctamente. No es necesario ser vegetariano para estar sano. Una persona se puede cuidar muy bien aunque no siga una dieta estricta. Sólo hay que saber cómo y por qué. Existe un paso intermedio entre ser muy vegetariano o comer cualquier cosa. Se llama flexivegetarianismo.

Éste es mi legado. Basta de sufrir, basta de incumplir metas y basta de no saber qué es lo que más te conviene y hasta dónde deseas comprometerte, con facilidad, para que puedas mantenerlo en el tiempo.

> Mi intención es democratizar la alimentación vegetariana, hacerla llegar a todos. No hace falta que seas 100% vegetariano para poder beneficiarte de comer fresco y sano. La alimentación vegetariana ya no es más de *hippies*, sino que está al alcance de todos y, además, es chic.

ANA MORENO

Introducción

Coaching nutricional para flexivegetarianos

Es fácil que padezcas digestiones difíciles y te encuentres mal cuando comes sin hambre, si comes de más, si no tomas los alimentos adecuados o si estás alterado.

Las emociones de estrés y ansiedad, la adicción a determinados alimentos cuya química consigue que te evadas de la realidad, como el chocolate o el pan, y los hábitos dañinos como cenar tarde o comer en exceso, te empujan hacia el ciclo autodestructivo de comer de manera inadecuada.

Si eliges bien lo que ingieres y lo haces en su justa cantidad, te sientes ligero, activo, contento y animado.

Al cuerpo le gusta la rutina. Si tu rutina es alimentarte de forma saludable, puedes salirte de la regla ocasionalmente y tomar de vez en cuando algún alimento menos indicado.

La mayoría de las dietas se centran en bajar de peso o en neutralizar valores en analítica, como disminuir el colesterol o el azúcar en sangre. Sin embargo, esta obra está escrita para que comas de la manera que te hace sentir bien, para que se genere un cambio extraordinario y duradero en tu bienestar.

No hablo de dieta sino del equilibrio entre el modo de vida que quieres para ti y las elecciones nutricionales de tu día a día, para que encuentres tu estilo ideal a la hora de alimentarte, aquel que resultará en un aumento de tu vitalidad, tu belleza y tus ganas de vivir.

> Esta obra está escrita para que aprendas a vegetarianizar tu dieta a la vez que comprendes la influencia de tus emociones en la forma en que te alimentas.

Para que funcione has de ponerla en práctica, para lo que cual te ayudará realizar los ejercicios. Hazte con un cuaderno personal que refleje tu evolución hasta alcanzar el objetivo de vegetarianizar tu dieta y conseguir el bienestar. Conviene que no sean hojas sueltas para que puedas consultar a menudo y de forma cronológica todos tus avances. Búscate uno que sea especial para ti por alguna razón y que no compartas con ninguna otra tarea.

Al integrar nuevos patrones nutricionales más saludables, sabrás cuánto aumenta tu nivel de energía, equilibrio y felicidad. Te dejo los trucos que a mí me van. No tiene por qué ser lo ideal para todos, pero te ofrezco tantas ideas, que seguro que encuentras las que te sirven para equilibrarte. Es mi mayor deseo. Gracias por hacerlo realidad.

El Manifiesto «Morenini» de *Flexivegetarianos*

¿Cuánto bienestar pierdes cada día por no saber alimentarte bien?

El objetivo de la obra *Flexivegetarianos* es que aprendas a vegetarianizar tu dieta y conozcas la influencia que tienen tus emociones en cómo te alimentas. Está escrito para que comas de la manera que te hace sentir bien.

Con este fin, he establecido 10 reglas que toda alimentación sana y vegetarianizada debe cumplir.

Me apellido Moreno y me encanta que me llamen «Morenini», es mi sello personal. Así que he denominado a estas reglas el «Manifiesto Morenini», y son las siguientes:

1. **Sigue una alimentación predominantemente vegetariana y cruda en un 70 %.** Esta forma de comer simplifica la vida, potencia la energía, ajusta el peso corporal y aumenta la agilidad física y mental.

¿Vegetariana? ¿Cruda…? ¿Me he equivocado de libro?

A medida que vayas leyendo esta obra verás qué sencillo te resulta incluir esta manera de comer en tu día a día. ¿Cuándo fue la última vez que aprendiste algo nuevo, como algún deporte, a conducir, un idioma, un programa informático…? Seguro que al principio no parecía sencillo. Ten paciencia.

Un flexivegetariano de verdad no es una persona que se alimenta «normal» pero que incluye platos de verduras en su dieta. El flexivegetariano en el que te voy a ayudar a convertirte es aquella persona que lleva una alimentación de cine, es decir, basada en vegetales frescos, vibrantes y coloridos… y que, ocasionalmente, consume algún alimento de origen animal. No al revés.

2. **Mejor lo que sacas de la dieta que lo que añades.** Mejorar tu alimentación no es una cuestión de añadir semillas, frutas o hierbas milagrosas, aunque sea ideal consumirlas. Éste es el segundo paso. El primero consiste en eliminar lo que sobra. Vacía el armario antes de intentar colgar ropa nueva en él, porque no te cabrán más perchas.

Por ello prescinde de los siguientes alimentos:

I. **Cereales en forma de harina,** incluido el trigo en cualquiera de sus formas: todas las harinas son alimentos muertos y desvitalizados, especialmente las harinas refinadas y principalmente la harina de trigo refinada. Es la harina blanca con la que se prepara el pan, la pasta, la pizza, las galletas y la bollería.

II. **Comida basura vegetariana basada en soja o en fritos.** Que no te engañen, no todos los alimentos vegetarianos son sanos. Vegetariano no es sinónimo de sano, igual que comer bien no es precisamente comer mucho, aunque la expresión popular cuando uno come mucho sea ¡esto es comer bien! Más adelante te enseñaré a distinguir entre alimentos vivos y vitales y alimentos muertos y desvitalizados. No obstante, te anticipo un ejemplo. Los pseudofiletes de pollo, que están hechos con soja, son alimentos muertos.

III. **Alimentos no sostenibles con el medio ambiente o basados en la explotación animal.** No te interesa hacer daño al planeta ni a los seres que habitan en él. Te conviene cuidar de tu casa y de tus vecinos. A medio plazo, no es sostenible seguir arrasando bosques para cultivar soja transgénica, que dará de comer a millones de cabezas de ganado. La cría intensiva de estos animales consume nuestras reservas de agua a la vez que las contamina. También nos deja sin aire, por causa de sus emisiones de gas metano. Constituirán el plato de comida de un pequeño porcentaje de personas de entre los 6.000 millones de seres humanos que pueblan la Tierra.

3. **Ingestión no es sinónimo de asimilación.** Antes que en aspectos cuantitativos como la cantidad de calorías que contiene un plato, resalta los aspectos cualitativos de los alimentos que lo componen, como su vitalidad intrínseca, la sinergia entre sus nutrientes, su riqueza enzimática, su índice glucémico, su grado de acidez o alcalinidad o sus formas de preparación. Todo esto lo veremos más adelante.

4. **Te nutres de la vibración energética de lo que ingieres.** Por eso es importante que trates los alimentos con cariño. Cuando hablo de alimentos vegetales, su vibración energética comienza cuando se planta la semilla y tiene influencia sobre la preparación final hasta el momento en que la comida se sirve en el plato.

Y respecto a los alimentos de origen animal, es sencillo imaginar que la vibración energética de un animal que ha sufrido es mucho más baja que la de un animal que ha sido criado en libertad. La mayoría de los animales que se comen han vivido bajo condiciones de hacinamiento terribles, en campos de concentración para animales, lo que se conoce como granjas o establos. Luego son forzados a viajar al matadero estrujados en camiones, donde ya se huelen su muerte. La carne de un animal estándar no parece muy apetecible. Pero la sociedad se escuda en que alguien tendrá que hacer este sucio trabajo, al fin y al cabo, ¿tú estarías dispuesto a matar a los animales que comes?

5. **Sigue la regla del 80-20%.** Si el 80% de los alimentos que tomas habitualmente son sanos y en ocasiones tomas algo que no lo es, las posibles consecuencias negativas de su ingesta serán fácilmente neutralizadas por tu organismo. Esto ocurre si los alimentos no adecuados no superan el 20% de lo que ingieres en total en un día.

No te tortures si comes algo «indebido», antes enfócate bien en los alimentos vivos de los que te alimentas cada día.

6. **Si comes algún «alimento veneno» que desequilibra tu cuerpo,** la solución es ayunar, tomar un zumo de vegetales frescos, una ensalada de hojas verdes o unas verduras al vapor.

Antes que dejarte llevar y pensar que ya se ha estropeado el día, que mañana comenzarás una nueva forma de alimentarte, aquella que luego nunca empiezas… pasa a la acción ahora. Si te has comido un bocadillo de chorizo, puedes elegir comer una bolsa de patatas fritas y una pizza congelada o hacerte una enorme ensalada con vegetales frescos. Siempre podemos elegir, aquí te enseñaré qué y cómo.

7. **Es necesario que depures el organismo de forma periódica.** Los líquidos y depósitos grasos del cuerpo almacenan sustancias de desecho a nivel intracelular y en el sistema digestivo, que han de ser eliminadas. La retención de líquidos, el sobrepeso y el malestar son consecuencias de estar intoxicado. Si no tiras la basura, estarás predispuesto a enfermar porque tu sistema inmune estará sobrecargado. Yo ayuno varios días seguidos cada 6 meses.

8. **Que tus recetas y menús sigan las dos reglas básicas de compatibilidad alimentaria.**
   - No se mezclan proteínas con hidratos de carbono.
   - No se mezclan dos proteínas o dos hidratos de carbono entre sí.

¿Por qué? Porque la gran mayoría de las veces son el origen de una mala digestión o de la sensación de letargo después de comer.

9. **No debes pasar ningún tipo de hambre** si no te sientes bien con esta sensación. A mí me encanta tener hambre. Comer con hambre es como dormir cuando tienes sueño, mucho más placentero que irte a la cama y pasarte la noche en vela.

¿Sabes identificar el hambre? Hambre y ganas de comer son dos sensaciones diferentes. Cuando de verdad tienes hambre, te comerías una sencilla manzana. Las ganas de comer suelen tener un objeto de deseo bien definido, como chocolate o pan. La ansiedad por comer responde tanto a la demanda del cuerpo por saciar sus requerimientos nutricionales como a la necesidad del alma de llenar su vacío espiritual. De todo esto te hablaré a lo largo de esta obra. Vas a identificar de dónde vienen las ganas de comer y a aprender cómo saciarlas con y sin alimentos.

10. **La enfermedad es antinatural.** Ocurre para que el cuerpo recupere su equilibrio cuando está intoxicado. Por tanto, medicarse es taparle la boca al organismo, que lo que busca es que recuperes tu equilibrio a través del descanso digestivo, el sueño reparador y la paz del alma. La enfermedad es evitable, si quieres estar sano, escucha a tu cuerpo y trátalo con cariño. Normalmente hace de mensajero del alma.

Éstas son las ideas de base que encontrarás en esta obra. Lo que sigue es su justificación y desarrollo. ¡Buen viaje!

PARTE 1

Los cinco mantras para vegetarianizar tu dieta

Mejor lo que sacas de la dieta que lo que añades

Seguro que cuando te planteas comer mejor, lo habitual es que pienses en añadir alimentos sanos a la dieta, lo cual está muy bien. Sin embargo, no vale de nada si continúas realizando una ingesta elevada de alimentos dañinos.

¿Cuáles son los alimentos que te benefician y cuáles son los que te perjudican?

¿En qué nos basamos para saber que producen un efecto negativo en nuestro bienestar?

Podrán cortar todas las flores
pero no podrán detener la primavera.

[PABLO NERUDA]

I. Aprende ahora qué alimentos elegir

Alimentos vivos y vitales

Llamamos vitales a aquellos alimentos que poseen vida intrínseca. Por ejemplo, la col se mantiene durante tiempo fresca y viva después de recolectarla, lo mismo ocurre con la zanahoria o la manzana. No están muertas ni en estado de descomposición. Una semilla, que puede germinar y engendrar una nueva vida, es el alimento más valioso que existe. Al ingerir estos alimentos recibimos su fuerza. Sólo proporciona vida lo que la tiene.

La alimentación basada en alimentos vitales es la idónea para el ser humano, que recibe sus nutrientes en las mejores condiciones. Los aprovecha al menor coste metabólico, es decir, con poco esfuerzo en el proceso de la digestión, integrando óptimamente los nutrientes ingeridos y eliminando con eficiencia los residuos que resultan de este proceso.

Resulta adecuado equilibrar la cantidad de alimentos crudos y alimentos cocinados en la dieta. Cuando la cocción es correcta, como en la cocina al vapor, se resta valor biológico al alimento fresco. Sin embargo, lo hace más fácil de digerir y de asimilar, por lo que su aprovechamiento vital, en épocas en que hace frío o para personas enfermas o con un sistema digestivo debilitado, será mayor que tomado crudo.

La carne, el embutido, el pescado, el marisco, los alimentos preco-cinados, los sometidos a microondas, el azúcar y los alimentos prepa-rados con él, los cereales refinados, los fritos, los alimentos procesados que contienen aditivos E-xxx, como colorantes, potenciadores de sa-bor o conservantes... ¿son alimentos vivos y vitales? ¿O son más bien alimentos muertos que lo que hacen es robarte tu nivel de energía y, en definitiva, tu salud?

Los alimentos vitales son ricos en enzimas, que son sustancias pro-teicas que favorecen la acción de los jugos gástricos, pancreáticos, bi-liares e intestinales. Las enzimas funcionan como catalizadores de re-acciones químicas, por eso benefician al proceso de la digestión y faci-litan la asimilación de nutrientes como vitaminas y minerales.

Además, debido a su contenido en fibra, los alimentos vivos au-mentan el volumen del contenido intestinal, ayudando a que se pro-duzcan de 2 a 3 deposiciones diarias, el número óptimo si se come 2 o 3 veces al día. Por tanto, ayudan a la evacuación de las heces y evitan la absorción de tóxicos provenientes de las sustancias de desecho acu-muladas en los intestinos de personas que sufren de estreñimiento. Las deposiciones son un indicador de la salud del cuerpo y de la mente.

Alimentos muertos y desvitalizados

Llamamos alimentos muertos y desvitalizados a aquellos que han per-dido en mayor o menor medida su vida o estructura biológica vital, ya sea por muerte biológica o por alteración artificial. No puede crear vida lo que no la tiene, por eso estos alimentos drenan la vitalidad de quien los ingiere.

La pérdida de la vida de un alimento puede deberse a su muerte biológica. Éste es el caso de la carne o el pescado, que se consume cuando el animal ya ha muerto. En realidad, son seres vivos a quienes se les ha dado muerte y por lo tanto han perdido su energía vital, que-dando en proceso de descomposición. Si los comemos no tomamos vida radiante sino exactamente actividad biológica en degradación.

Por eso en una carnicería el olor es cadavérico, ya que lo que hay allí son cadáveres.

La utilidad nutritiva de estos alimentos procedentes de animales muertos para nuestro cuerpo dependerá de su origen, de su nivel de degradación biológica y de la cantidad que tomemos.

También pierden su orden orgánico los alimentos que son sometidos a alteraciones industriales artificiales. Éstos se elaboran con métodos de adulteración que utiliza la industria de la alimentación, a través de los que reformula y rediseña alimentos originarios, que acaban siendo trasformados en nuevos víveres que no existían previamente en la naturaleza, como por ejemplo las gominolas, las harinas blancas, el azúcar refinado, las grasas hidrogenadas o los embutidos.

Estos mal llamados alimentos, cuando son ingeridos, más que darnos energía nos la quitan. Producen un desgaste grave que resulta en un balance desfavorable para la vida.

Son alimentos muertos y desvitalizados los alimentos refinados o que han sido sometidos a cualquier forma de desnaturalización. Se les ha quitado o reducido la energía, trasformándolos en otra cosa. Se ha alterado su estructura química, pues se les ha despojado de elementos vitales fundamentales, mientras que les han añadido otros no vitales, como, por ejemplo, azúcar blanca refinada o grasas industriales hidrogenadas.

Igualmente, podemos incluir aquí los alimentos sometidos a microondas. Las microondas son ondas electromagnéticas emitidas a determinada frecuencia, que rompen la cadena química vital del alimento, en la que se alojan sus principios vitales y su energía.

Con la ruptura de su estructura se produce calor, que sirve para calentar el alimento. Sin embargo, la destrucción de éste puede ser total dependiendo del tiempo de exposición. Después de una exposición completa de un alimento a las microondas, la forma química interna del mismo ha cambiado tanto que ha perdido su estructura original. Estoy convencida de que los microondas estarán prohibidos en el futuro.

Si la acción del calor o del fuego es excesiva, como por ejemplo el calentamiento de aceites para su refinación o para la fabricación de margarinas industriales, sometiendo a las grasas a temperaturas de hasta 200 ºC, se descomponen las grasas y los aceites. Se crean productos más estables ante la oxidación y que tardan más en ponerse rancios, pero que son dañinos para tu salud. Cuando el empleo del calor para cocinar alimentos en casa es también excesivo, la temperatura elevada altera y degrada los alimentos que se cocinan.

La siguiente es una lista no exhaustiva de alimentos muertos y desvitalizados

- La carne (también la de pollo o pavo) y el embutido.
- El pescado y el marisco.
- Los refinados como el azúcar y la harina blanca.
- La leche y sus derivados como el queso, la nata y los helados; las galletas y la bollería industrial que contienen harinas y azúcar refinada, así como aceites vegetales hidrogenados.
- Los alimentos preparados y pasteurizados, incluidos los zumos industriales y los que se someten a microondas.
- Los alimentos fritos en aceites refinados y reutilizados.
- Las bebidas carbonatadas, especialmente si son de cola.
- El alcohol.
- El café.

Los alimentos muertos y desvitalizados producen putrefacciones intestinales al ser ingeridos por el ser humano.

La carne y el pescado no se comen inmediatamente después del sacrificio o de la captura, con lo cual, sigue el proceso de descomposición, produciéndose una fuerte desnaturalización. Ingerir un alimento en este estado, putrefacta el sistema digestivo llenándolo de bacterias indeseables.

También se producen efectos de putrefacción en nuestro organismo cuando los alimentos que se ingieren se han creado en un laboratorio y están llenos de aditivos tóxicos. Ya no pueden llamarse alimentos y llegan a convertirse en venenos.

Una vez que entran en el sistema digestivo, éste los reconoce como una agresión, razón por la cual después de su ingesta se produce un fenómeno que el **Dr. Elías Metchnikoff,** colaborador de Pasteur, denominó **leucocitosis pospandrial.** Literalmente, significa que tras su consumo, aumenta el número de glóbulos blancos (leucocitos) en la sangre de quien lo ha ingerido. Los glóbulos blancos son unas células de la sangre que se encargan de defender tu organismo de agentes extraños como bacterias o parásitos.

El cuerpo considera como agentes agresivos lo que nosotros creemos alimentos y, después de su ingesta, produce reacciones inmunológicas defensivas. Por lo que aumentan los glóbulos blancos y se libera histamina, un compuesto químico involucrado en las respuestas del sistema inmune que, cuando se libera en grandes dosis, contribuye al desarrollo de enfermedades degenerativas, como el alzheimer o el cáncer.

Estos alimentos que no se adaptan a nuestra condición biológica, porque no mantienen nuestra vida y evolución, producen efectos degenerativos a medio plazo. Nos alimentan en lo inmediato, aportando calorías, proteínas y grasas necesarias para nuestro mantenimiento, pero a un coste muy elevado en términos de salud y bienestar. Son difíciles de digerir y metabolizar, generan mucha toxemia o presencia de venenos en la sangre.

La toxemia son los residuos metabólicos que se producen como consecuencia de su ingesta. Por un lado, se derivan de sus proteínas cadavéricas y en estado de descomposición, y, por otro lado, son consecuencia del esfuerzo elevado que hace el organismo para integrarlos en su metabolismo.

Por eso, después de ser ingeridos, te debilitan, desvitalizan y degradan tu cuerpo y tus tejidos, congestionando y saturando los órganos vitales y el medio interno.

Los bacilos tóxicos y putrefacciones invaden el intestino, donde por acción de la temperatura se desarrollan aún más rápidamente. Aunque tu organismo tiene defensas, si tu alimentación es predominantemente putrefactiva, éstas se van debilitando y tu intestino se va intoxicando y alterando.

El veneno pasa al torrente sanguíneo a través del sistema digestivo y se distribuye por todo el cuerpo, produciendo enfermedades de tipo inflamatorio o de tipo autoinmune, incluido el cáncer.

La inflamación es un proceso curativo del organismo que ayuda a que el grado de toxicidad disminuya, neutralizando y eliminando las toxinas, los residuos metabólicos y los microbios que se alimentan de ellos. Aísla al agente nocivo para reparar el tejido dañado. Tanto en una respuesta inflamatoria manifiesta como silenciosa, el cuerpo produce aún más leucocitos. Es la manera más eficaz de salvarse de la acidosis o toxicidad y de la acumulación extrema de venenos en la sangre, concepto que se explicará en detalle más adelante.

Como la enfermedad tarda en llegar, es difícil relacionarla con la alimentación. Aunque cualquier persona puede darse cuenta de que, tras ingerir alimentos densos inadecuados, el cuerpo reacciona con síntomas claros: trastornos digestivos, pesadez, digestión lenta, y debilidad. También hay otras reacciones habituales aunque es fácil que no se relacionen con los alimentos. Éstas son el mal humor y la ansiedad desproporcionada o que se siente sin motivo aparente; que también tienen que ver con las elecciones dietéticas.

Si en tu despensa hay mucha comida muerta, conviene que te deshagas de ella lo antes posible. Si estás habituado a comer comida muerta y desvitalizada, estarás malnutrido y desmineralizado. Ésta es la razón de que tu cuerpo te pida más y más comida, para intentar obtener los nutrientes que necesita y que no consigue recibir. Lo normal es que cuanta más comida desvitalizada tomes, más necesites. Y ésta es la razón por la que comes en exceso o con ansiedad.

Además, hay un tipo de alimentos a los que se recurre cuando se tiene ansiedad por comer y que generan adicción. Son los almidones procesados, especialmente el trigo, pues contienen opiáceos, componentes que producen el mismo efecto que los analgésicos derivados del opio, como la morfina o la codeína, altamente adictivos.

Todos los cambios, aun los más ansiados,
llevan consigo cierta melancolía.

[ANATOLE FRANCE]

Si queremos que todo siga como está,
es necesario que todo cambie.

[GIUSEPPE TOMÁS DI LAMPEDUSA]

El enfoque sobre los hidratos de carbono que cambiará tu vida para siempre

Cuando se consumen hidratos de carbono, el sistema digestivo los descompone en azúcares simples que viajan por la sangre en dirección a las células del organismo. Según aumenta la cantidad de azúcar en sangre, el páncreas segrega más y más insulina. La insulina es una hormona necesaria para que las células puedan disponer del azúcar de la sangre, para convertirlo en energía o almacenarlo como reserva. A medida que las células van absorbiendo el azúcar de la sangre, disminuye la cantidad de azúcar en la misma. En este momento otras células del páncreas comienzan a segregar glucagón, una hormona que estimula al hígado para que libere el azúcar que tiene almacenado. Este equilibrio entre insulina y glucagón asegura que las células del organismo, especialmente las cerebrales, tengan un suministro estable de azúcar.

Este ciclo no funciona bien en todas las personas. Quienes presentan diabetes 1, también conocida como diabetes juvenil o insulino-dependiente, no producen suficiente insulina y, por lo tanto, las células de su organismo no pueden absorber azúcar.

Por su parte, las personas que padecen diabetes tipo 2, conocida como diabetes adulta o no insulino-dependiente, sí producen suficiente insulina pero sus células no responden a ella y no se abren a la recepción del azúcar de la sangre. Esta condición, que se conoce como resistencia a la insulina, causa que los niveles de azúcar en sangre después de comer hidratos de carbono sean muy elevados durante un largo período de tiempo. A medida que pasa el tiempo, el organismo acaba por dejar de producir insulina.

La resistencia a la insulina no es solamente un problema de azúcar en sangre. También cursa con hipertensión, triglicéridos elevados, escaso colesterol «bueno» (HDL) y sobrepeso.

Tanto los genes como el sobrepeso, el sedentarismo y sobre todo una dieta rica en hidratos de carbono refinados promueven la resistencia a la insulina. Dicho de otro modo, la diabetes tipo 2 o no insulino-dependiente puede erradicarse en la mayoría de los casos modificando la dieta y el estilo de vida.

Los hidratos de carbono recomendables son los que provienen de:

1. **Cereales integrales,** es decir, en su estado puro, sin refinar. El pan blanco, el arroz blanco y la harina blanca con la que se hace la pasta, las galletas o los bizcochos no tienen cabida aquí.
2. **Verduras y hortalizas,** excepto las patatas.
3. **Frutas,** pero no zumos de frutas.
4. **Legumbres.**
5. **Frutos secos y semillas.**

Ahora explicaré por qué no recomiendo la ingesta de patatas ni de zumos de frutas. Además, propongo evitar los hidratos de carbono que provienen de los alimentos refinados como el pan blanco, la pasta blanca, el arroz blanco, el azúcar blanco y las bebidas azucaradas.

Se debe prescindir de alimentos procesados como la bollería, los dulces y las chucherías. El azúcar contenido en ellos no sólo resta energía sino que también afecta al estado de ánimo.

Al consumir azúcar refinada se produce un estado de euforia e hiperactividad en el organismo, porque aumentan los niveles de insulina en sangre. La insulina crea en el cerebro el mismo estado que el alcohol en alcohólicos, excita, descentra y evade de la realidad. Más que un alimento es una droga, por ello nos hacemos adictos a ella: cuando disminuye la cantidad de azúcar en sangre, se nos pasa la hiperactividad y la euforia dando lugar a reacciones caprichosas, frustración y enfados sin motivo aparente.

Por otro lado, aparte de sus implicaciones psicológicas, el azúcar desgasta el organismo, porque lo envenena en extremo. Podemos decir que el azúcar es un ladrón de calcio, un mineral alcalino imprescindible para el crecimiento, que el organismo destina a neutralizar el envenenamiento de la sangre tras la ingesta de azúcar refinado. Por eso el azúcar actúa como un antinutriente, un nutriente antagonista que impide la absorción de otros nutrimentos, está implicado en caries, alcoholismo, obesidad, diabetes, artritis, asma, hiperactividad, cáncer, hipoglucemia, venas varicosas, osteoporosis, depresión, dolores de cabeza, etcétera.

> Somos lo que somos
> cuando nadie nos observa.
>
> [AMAURY RODRÍGUEZ]

Proteínas y aminoácidos: es lo mismo pero no es igual

Las proteínas son nutrientes compuestos por moléculas de aminoácidos.

Existen muchas proteínas diferentes. Éstas son hormonas, enzimas, tejido estructural y moléculas de transporte que se van desgastando y reponiendo a través del consumo de alimentos.

Su calidad depende de la cantidad de aminoácidos diferentes que las componen. Necesitamos recibir a través de la dieta una variedad de ocho aminoácidos distintos. Estos aminoácidos se llaman esenciales porque nuestro cuerpo no puede producirlos.

Si las proteínas que ingerimos no contienen suficiente cantidad de alguno de los ocho aminoácidos esenciales, la síntesis o producción de las nuevas proteínas será más lenta o no se producirá, como ocurre cuando se consumen proteínas vegetales. Sin embargo, el cuerpo humano puede obtener todos los aminoácidos esenciales si se consumen vegetales diferentes cada día, no siendo necesario combinar proteínas de distintas fuentes vegetales en cada comida para compensar el déficit de aminoácidos de cada una de ellas.

Sí, pero... ¿de dónde obtienes la proteína si no es de la carne?
La mayoría de la gente piensa que la proteína es la carne y que lo que es bueno nunca es excesivo. Los ricos comen carne y los pobres, pan y patatas.

Todos los vegetales contienen aminoácidos, los que destacan por su contenido en aminoácidos esenciales son las legumbres, los frutos secos, las semillas como el cáñamo o la chía, algunos pseudocereales como la quinoa, y algas como la espirulina.

En *La milagrosa dieta del pH* de Robert O. Young, se cita un estudio clínico publicado en la revista médica *Journal of the American Dietetic Association* que analizó las dietas de omnívoros, vegetarianos y veganos en cuanto a si satisfacían la cantidad de proteína necesaria para mujeres gestantes y niños en edad de crecimiento. Las tres dietas duplicaron la cantidad recomendada de proteína: en el mundo occidental, nadie tiene que preocuparse por la posibilidad de no obtener una cantidad suficiente de proteína.

Qué cantidad de proteína hay que ingerir cada día

No existe un consenso en este sentido. El Instituto de Medicina de Estados Unidos recomienda un mínimo de 0,8 gramos de proteína al día por cada kilo de peso, es decir, unos 40 gramos de proteína al día para una persona que pese 50 kilos o 56 gramos para una de 70 kilos.

La diabetes es la causa más común de insuficiencia renal. La Asociación Americana de Diabetes recomienda no exceder la cantidad diaria de proteína a 1 gramo por kilo de peso, porque una dieta baja en proteínas mejora el funcionamiento del riñón, que no se ve forzado a eliminar el exceso de proteínas de la dieta o los residuos que acompañan a los alimentos ricos en proteínas, como las purinas.

La dietética oficial recomienda la cantidad diaria de proteínas de un 10% del consumo total de alimentos. Según el Dr. Campbell en *El estudio de China,* esta cantidad es considerablemente superior a la cantidad real necesaria. Aun así, el americano medio consume proteínas en alrededor de un 15% del consumo total de alimentos diarios.

Tres ideas Morenini para elegir las proteínas correctas

1. **Come proteínas que provengan de alimentos que no contengan grasas saturadas.** Evita la carne y el embutido, los lácteos y derivados (queso, mantequilla, nata, helados) y los huevos.
2. **Come proteínas que provengan de alimentos ricos en fibra y micronutrientes,** como las semillas, los frutos secos y las legumbres.
3. **Si decides comer peces, evita los que son ricos en mercurio,** como el tiburón, el pez espada, la caballa, el atún o el salmón.

*Somos los mejores
en ocultar todas aquellas cosas
que están a la vista.*

[GOETHE]

Proteínas y cáncer

Según cita el Dr. Campbell en *El estudio de China,* las personas que ingieren mayor cantidad de alimentos de origen animal contraen dolencias crónicas, mientras que quienes consumen alimentos de origen vegetal son los más sanos y no contraen enfermedades crónicas.

Las enfermedades crónicas a las que se refiere son las dolencias cardíacas, la diabetes, la obesidad, las enfermedades de tipo autoinmune y el cáncer.

En concreto, cita que el desarrollo del cáncer se puede fomentar o detener mediante la nutrición, incluso aunque exista una predisposición genética muy importante. Resalta que la proteína más peligrosa en relación con el cáncer es la caseína, la proteína principal de la leche.

Las células sanas se trasforman en células cancerosas cuando, en presencia de un agente carcinógeno, existe actividad enzimática que las trasforma genéticamente y les provoca mutaciones.

Según la Asociación Española contra el Cáncer, el cáncer comienza cuando estos agentes actúan sobre la célula alterando su material genético, es decir, mutando. Como resultado, las células dañadas comienzan a multiplicarse a una velocidad ligeramente superior a la normal, trasmitiendo a sus descendientes la mutación. Si sobre las células iniciadas actúan de nuevo y de forma repetida los agentes carcinógenos, la multiplicación celular comienza a ser más rápida y la probabilidad de que se produzcan nuevas mutaciones aumenta. Actualmente conocemos muchos factores que actúan sobre esta fase, como el tabaco, la alimentación inadecuada, el alcohol, etcétera.

Las dietas bajas en proteínas animales evitan el desarrollo del cáncer por dos razones:

1. Hacen que se reduzca la actividad enzimática que trasforma las células sanas en cancerosas, una vez entran en contacto con un agente carcinógeno.
2. Hacen que las células infectadas se multipliquen más lentamente.

La razón de que al cáncer le guste la proteína animal es porque la proteína animal envenena en extremo el organismo, porque procede de un ser vivo muerto que se está descomponiendo y, por tanto, no puede generar vida lo que no la tiene.

Los placeres son como los alimentos:
los más simples son aquellos que menos cansan.

[Joseph Sanial-Dubay]

Cuáles son las grasas buenas

No se trata de evitar el consumo de grasas sino de elegir bien qué grasas se consumen: elige alimentos que contengan grasas beneficiosas, no saturadas ni «trans». Una grasa «trans» es aquella en la que se convierte un aceite vegetal como por ejemplo el de maíz, girasol o soja, que ha sido tratado con hidrógeno para hacerlo más sólido y otorgarle una mayor vida útil. Con esto se fabrican margarinas vegetales, mayonesas o forman parte de galletas y bollería industrial.

Las grasas «buenas» son las mono y polinsaturadas. Ayudan a prevenir las enfermedades. Éstas son los aceites vegetales sin refinar, como el de oliva obtenido por primera presión en frío y no mediante detergentes químicos, los frutos secos crudos, las semillas crudas y el pescado azul crudo o cocinado suavemente.

Las grasas «malas» son las saturadas y las «trans». Producen enfermedades cardiovasculares e intoxican el organismo. Éstas son la carne, el embutido, los lácteos y derivados como leche, queso, nata, mantequilla, helados… así como los alimentos procesados elaborados con grasas que provienen de aceites vegetales parcialmente hidrogenados: galletas, bollería industrial, margarinas…

Cinco ideas Morenini para elegir las grasas correctas

1. **Cocina con aceites vegetales sin refinar y no con mantequilla.**

2. **Lee bien las etiquetas** y no consumas alimentos hechos con grasas vegetales parcialmente hidrogenadas.

3. **Usa aceite de oliva o margarina no «trans»** en lugar de mantequilla.

4. **Consume alimentos vegetales ricos en grasas omega-3,** como las semillas de chía o de lino.

5. **Elimina de tu dieta la carne, el embutido y los lácteos y derivados** como la leche, el queso, la mantequilla, la nata, los helados...

*Correrán ríos de sangre antes
de que conquistemos nuestra libertad,
pero esa sangre deberá ser la nuestra.*

[Mahatma Gandhi]

II. Lo que ingieres afecta al pH de tu plasma sanguíneo

Las personas nos enfermamos por causa de un desequilibrio psíquico, físico o bioquímico. Para que se dé el equilibrio bioquímico, que precede al físico y como consecuencia al psicológico, la alimentación que uno elija ha de equilibrar adecuadamente su química corporal.

A nivel químico, el valor más importante para la salud es el pH de la sangre y de los tejidos, que es una medida de lo ácidos o alcalinos que éstos son. El objetivo consiste en crear un equilibrio alcalino adecuado en el organismo. Eso significa que al menos un 80 % de la dieta ha de estar constituida por alimentos alcalinizantes, como las verduras, aunque se incluyan también raciones de alimentos ácidos, como el pescado.

De entre los alimentos alcalinizantes, que son exactamente los alimentos vivos y vitales, procura consumir en crudo al menos el 40 % de tu alimento e idealmente un 70 %. Hazte ensaladas como acompañamiento o primer plato de cada comida.

Ocurre que todas las funciones corporales dan lugar a efectos ácidos. Añade a esta actividad un enorme desequilibrio ácido en la dieta y el resultado será una gran acidificación.

La relación ácido-base está cuantificada en la escala del pH, que significa «potencial de hidrógeno», que va del 0 al 14. En dicha escala el 7 equivale a lo neutro. Por debajo de 7 una sustancia es ácida y por encima de 7 es alcalina o básica. Estos dos tipos de sustancias químicas son contrarios y se neutralizan entre sí.

El pH ideal de la sangre es de 7,365, ligeramente alcalino. Conservar el pH alcalino es fundamental para mantener una buena salud.

Sabemos si la sangre se encuentra en estado de acidosis cuando su pH es inferior a 7,2. En este caso, el organismo reacciona con su sistema tampón para neutralizar el pH del plasma sanguíneo, recurriendo a la reserva alcalina de huesos, dientes, tejidos y humores.

Si me das a elegir entre tus ojos y las estrellas,
esta noche me olvido de ellas.

[ANÓNIMO]

Hoy no tengo tiempo para almorzar.
Traiga la cuenta.

[GROUCHO MARX]

Acidosis y alcalosis

Una dieta inapropiada, un entorno contaminado, los pensamientos tóxicos, las emociones negativas y el exceso o la ausencia total de ejercicio, contribuyen a un estado generalizado de acidosis.

El Dr. Gabriel Cousens, director del Centro de Rejuvenecimiento y la Fundación Tree of Life, pone énfasis en algo más: la necesidad de comer con moderación.

Más adelante, volveremos sobre este asunto.

Una dieta saludable, alcalina, rica en alimentos de origen vegetal, el ejercicio moderado y la ausencia de estrés mantendrán el equilibrio idóneo ácido-base.

Los alimentos que desequilibran y acidifican el pH de la sangre desmineralizan el organismo. Por eso un organismo acidificado presenta déficit de minerales alcalinos, que son calcio, magnesio y potasio. Los síntomas físicos de la desmineralización se ven:

- En la piel, que aparece reseca, enrojecida y sensible.
- En la acumulación de sustancias tóxicas en forma de depósitos en el organismo, por ejemplo cálculos biliares o urinarios.
- En el padecimiento de dolores de articulaciones y huesos.
- En la disminución de las defensas, con consecuencias como alergias e infecciones repetitivas y que tardan en curarse.

El metabolismo es la ingestión, digestión, asimilación y posterior eliminación de residuos. El proceso de metabolización de las proteínas animales, presentes en carnes, embutido, pescado, huevos, leche y derivados, conlleva una serie de restos metabólicos de índole ácida: ácido úrico, ácido láctico y purinas.

El riñón se sobrecarga en su esfuerzo por eliminar los residuos de ácido úrico. Éste también se elimina por la piel, de ahí el fuerte olor corporal de las personas que se alimentan de forma muy carnívora. Pero la piel sólo depura cuando los poros están correctamente desbloqueados y no taponados con el uso de geles y cremas artificiales, en cuya elaboración están presentes ingredientes derivados del petróleo. Si tienes dificultad para sudar, puedes tener los poros de la piel taponados.

Al acentuarse la acidificación del cuerpo y verse sobrecargados sus órganos emuntorios o de la eliminación, como los riñones o la piel, éstos pierden eficacia en su función.

El organismo acumula los tóxicos en los tejidos para eliminarlos de la sangre, previendo poderlos desechar más adelante. Es como cuando barres la casa y vas haciendo montoncitos que más tarde depositarás en el cubo de la basura.

El problema es que dichos montoncitos se acumulan en zonas del cuerpo donde también producen molestias como inflamación, dolor y deformidad de los huesos, dando lugar a enfermedades como artritis, artrosis y reuma. Otras consecuencias de la toxicidad son el asma, las alergias, los eccemas, la urticaria, la hepatitis, la arteriosclerosis, la desmineralización de los huesos, los dolores en general, el dolor de cabeza, el insomnio, etcétera.

En un estado de acidosis es normal que una persona tenga el ánimo bajo y se sienta como depresiva, agotada, triste y ansiosa. Y agravará su malestar anímico si sigue una alimentación desvitalizada que le produzca un estado de acidosis. Es un círculo vicioso.

Alimentos acidificantes

- Carne y embutido.
- Margarina elaborada con aceite parcialmente hidrogenado.
- Huevo.
- Queso.
- Cereales refinados.
- Azúcar y glucosa.
- Café y té negro.
- Alcohol.

También la tensión excesiva, la falta de oxigenación por pasar tiempo en ambientes cerrados o contaminados y el sedentarismo, acidifican la sangre. Otra de las razones de la acidificación es un consumo exagerado de alimentos, es decir, comer en exceso.

Si el 80% de los alimentos que consumes son alcalinizantes, puedes consumir de vez en cuando alimentos acidificantes sin temor a desequilibrar el pH de tu plasma sanguíneo (no más de un 20%).

Alimentos alcalinizantes

Los alimentos alcalinizantes son las frutas maduras y las verduras, especialmente si se consumen crudas. Hay alimentos con sabor ácido pero no acidifican el organismo. Por ejemplo, el limón es un potente alcalinizante, aunque su sabor es ácido. El azúcar, en cambio, tiene un sabor dulce, pero es de los alimentos más acidificantes que existen.

La idea es que la proporción de los alimentos alcalinizantes sea muy superior a la de los acidificantes, y que los primeros se consuman principalmente crudos.

Alimentos en cuya digestión se producen sustancias alcalinas

Para alcalinizar el organismo, se puede recurrir a consumir predominantemente los alimentos que son sobre todo alcalinizantes, si es posible de cultivo natural y ecológico, como son:

Frutas maduras. Aceitunas, aguacate, arándanos, cereza, dátil, frambuesa, fresa, granada, grosella, higo, higo seco, limón, mandarina, mango, manzana, manzana seca, melocotón, melón, mora, nectarina, papaya, pera, piña, plátano, pomelo, sandía, tomate, uva y uva pasa.

Verduras. Achicoria, ajo, apio, batata, berenjena, berro, berza, brócoli, calabacín, calabaza, canónigo, cardo, cebolla, cebolleta, champiñón, chirivía, col, coliflor, colinabo, diente de león, endibia, escarola, espinaca, lechuga, nabo, orégano, patata, pepinillo, pepino, perejil, pimiento, rábano, remolacha, repollo, romero, tomillo y zanahoria.

También verduras del mar como algas.

Cinco remedios Morenini para alcalinizarse

1. **Infusión depurativa.** Toma al día un litro y medio de la siguiente infusión. Mezcla estas hierbas a partes iguales: bardana, diente de león, ortiga y té verde. Hierve un litro y medio de agua, añade 1 cucharada sopera de la mezcla de hierbas, cuece a fuego lento durante 5 minutos y apaga el fuego. Cuela el agua, deshecha las hierbas ya

cocidas y bebe el líquido de la infusión. Puedes añadir unas gotas de limón y endulzar con stevia o con sirope de ágave.

2. **Terapia depurativa con zumos de verduras y frutas.** Los zumos de frutas sin verduras no son aconsejables, pues el elevado contenido del azúcar de la fruta, separado de la fibra, dispara el índice de glucosa en sangre. Esto produce un desgaste de órganos como el páncreas, que se ve obligado a realizar un esfuerzo extra de secreción de insulina para neutralizar la cantidad de azúcar en sangre. Por el contrario, los zumos elaborados a partir de verduras y que contienen apenas una o dos frutas son muy beneficiosos para la salud y no disparan la cantidad de glucosa en sangre, ya que las verduras son menos ricas en azúcares que las frutas. Estos zumos se describen con detalle en el apartado «Exquisitos zumos de verduras y frutas» que encontrarás más adelante. El ayuno con zumos de verduras y frutas ayuda a eliminar los residuos ácidos del organismo.

3. **Caldo depurativo.** Toma antes de las comidas una taza de caldo depurativo. Prepáralo cociendo una cebolla cortada en cuartos y una rama de apio en trocitos en medio litro de agua durante 20 minutos. Justo antes de tomarlo, condiméntalo añadiendo 1 cucharadita de miso por taza de caldo. El miso no debe estar pasteurizado ni hervir o calentarse, para que sus fermentos permanezcan activos. También puedes aliñar con el zumo de medio limón y 1 cucharada sopera de perejil fresco picado, justo antes de beberlo.

4. **Bebe agua bicarbonatada.** Se prepara diluyendo media cucharadita de bicarbonato de sodio en 1 litro de agua, que irás bebiendo durante el día. También se pueden alcalinizar los aceites refinados, como el aceite de oliva o el de girasol, que no son aceites vírgenes ecológicos de primera presión en frío. Para ello añade 1 cucharadita de café de bicarbonato de sodio a la botella de 1 litro de aceite, y déjalo reposar un día entero antes de su consumo. Evita la ingesta del sedimento que se queda en el fondo de la botella, que es la reacción del bicarbonato sobre los ácidos.

5. Cocina con una hoja de col o una tira de alga kombu. Añade una hoja de col blanca o repollo o una tira de alga kombu al agua de remojo y de cocción de las legumbres y huevos. Añádela también a la cocción de pastas integrales y verduras, especialmente acelgas, espinacas y remolacha, por la presencia de una sustancia denominada ácido oxálico. El ácido oxálico es un ácido orgánico que consumido en grandes cantidades puede producir problemas renales. Los alimentos con más cantidad de ácido oxálico son: las espinacas, la remolacha, los frutos secos, el cacao, el perejil y el té. También puede prepararse un caldo con la col blanca o con alga kombu y condimentarse con miso y zumo de limón, como el caldo depurativo del apartado 3.

Los alimentos acidificantes son medicamentos paliativos

Muchas personas utilizan los medicamentos para paliar o solapar cualquier síntoma físico desagradable, como la inflamación (alergias, asma, dolores menstruales, golpes), el dolor de cabeza o el resfriado.

Sin embargo, la causa del malestar sigue latente hasta que el organismo pueda curarla a través de su sistema de homeostasis o tendencia al equilibrio. Es popular el dicho de que un resfriado dura 7 días con medicamentos y una semana si no se toma nada.

También te puedes medicar con comida y sentir que has podido manejar las emociones que te están fastidiando. Como cuando sientes ansiedad y comes chocolate. Pero estas emociones no desaparecen, sólo quedan bloqueadas dentro de ti, envenenándote. Estamos llenos de emociones no resueltas.

Hay personas que ante las emociones desagradables pierden el apetito, porque dedican consciente o inconscientemente su energía a procesarlas.

Otras reaccionan de forma diferente y, cuando sienten estrés, ansiedad o tristeza, se dirigen de forma automática a la cocina, normalmente a comer dulces o chocolate, para anestesiar su dolor.

Algunas personas viven toda su vida dentro de una burbuja donde las emociones son suprimidas y no expresadas, sin hacer nada por salir de ahí. Desarrollan mecanismos compensatorios como son las compras compulsivas, beber alcohol en exceso, fumar tabaco o marihuana, trabajar sin parar, abusar del uso del ordenador o del teléfono móvil a través de Internet, del correo electrónico, de las redes sociales o del WhatsApp, llenar su tiempo de ocio de actividades sin descanso, practicar deporte en exceso o volverse adictos a la comida, adicción que resulta ser de índole física y psicológica.

La adicción física, que es la que se tiene a sustancias como el alcohol, el tabaco y las drogas, hace que, cuando se prescinde de la sustancia adictiva, se padezcan dolores de cabeza y fatiga.

La adicción psicológica, que es la que se tiene por el ejercicio, los ordenadores o las compras, produce ansiedad, irritabilidad y depresión, cuando no se realizan dichas actividades.

Todos los anteriores son síntomas de depuración física.

Por ejemplo, los almidones procesados, el azúcar refinado y el café son sustancias realmente adictivas a nivel físico. Aunque la persona intente prescindir de ellos o disminuir su consumo, como los síntomas de la depuración física son molestos, al menor indicio de mareo o de dolor de cabeza, se continúan comiendo los alimentos tóxicos a los que se es físicamente dependiente –los alimentos acidificantes que nos sirven como medicamentos paliativos–, y el organismo se empieza a deteriorar por continuar ingiriendo tantos tóxicos.

Por eso la adicción a la comida resulta ser de índole física y psicológica a la vez, y está directamente relacionada con el consumo de alimentos acidificantes que utilizamos, de manera inconsciente, como paliativos.

Si el mal supiera lo que puede causar
tendría vergüenza de sí mismo.

[Anónimo]

III. La lista negra de Morenini: trece alimentos a evitar y por qué

Mejor lo que eliminas de la dieta que lo que incluyes en ella.

Si se trata de mejorar la salud, se obtiene antes una enorme mejoría cuando se excluyen los alimentos muertos y desvitalizados de la dieta, que cuando se introducen alimentos vivos y vitales, si no se han descartado previamente los anteriores. Los que conviene eliminar con mayor urgencia son (por orden alfabético):

1. **Ahumados.** Por ejemplo salmón ahumado, queso ahumado, pimentón ahumado… El humo que se utiliza para ahumar los alimentos contiene sustancias potencialmente carcinógenas.
2. **Alcohol excepto vino tinto** con moderación, lo que idealmente significa una o dos copas en una comida a la semana. El alcohol puede ocasionar inflamación, úlceras y cáncer de estómago y colon. El páncreas puede inflamarse y liberar enzimas digestivas que lo atacan. Igual pasa con las células hepáticas.

El alcohol también interfiere en la capacidad del cuerpo de absorber el calcio, disminuye la resistencia a las infecciones pulmonares, da lugar a un ritmo cardíaco irregular y un movimiento irregular del corazón, e inhibe la producción de glóbulos rojos y blancos, entre otros efectos.

Si te gusta el vino, elige el mejor, además de llevar una dieta extremadamente sana. Tú eres quien mejor sabe cuánto vino tolera tu organismo, basta con que prestes atención al momento en que empiezas a sentir embriaguez. Cuenta lo que has bebido y réstale la última copa. El mejor vino es el tinto de la variedad de uva cabernet sauvignon, la más rica en taninos, sustancias que actúan como defensas contra los microrganismos. La encontrarás con frecuencia en los vinos de Navarra y los chilenos.

3. Azúcar. Es un potente antinutriente que acidifica el organismo y disminuye el sistema inmune, haciéndolo vulnerable a cualquier patología, especialmente vírica, bacteriana o de tipo autoinmune.

El azúcar blanco, que es el azúcar refinado formado por una molécula de glucosa y otra de fructosa, se obtiene por un proceso químico a partir de la remolacha o de la caña.

Tras su ingesta aumentan los niveles en sangre de una hormona que se llama insulina. La insulina es la llave necesaria para que las células abran su puerta a la glucosa. La glucosa es una molécula que suministra energía de acción inmediata, que se gasta en primer lugar. Si hay más glucosa de la necesaria, se almacena en el hígado y en los músculos hasta un cierto nivel, tras el cual se trasforma en grasa y pasa como reservorio de energía al tejido adiposo.

La insulina crea en el cerebro el mismo estado placentero de euforia y evasión que el alcohol en los alcohólicos. Por ello te haces adicto al azúcar, que más que un alimento es una droga. Y lo es tanto para ti como para los hongos y las levaduras que viven en tu organismo, que se alimentan de ella.

El azúcar es un antinutriente, es decir, un antagonista que impide la absorción de otros nutrientes, como el calcio.

Por ello está implicado en caries, alcoholismo, obesidad, diabetes, artritis, asma, hiperactividad, cáncer, hipoglucemia, venas varicosas, osteoporosis, depresión, dolores de cabeza, etcétera.

4. **Bebidas carbonatadas.** Acidifican el pH del organismo. Además suelen azucararse, con lo que se potencia su efecto nocivo. Pueden beberse aguas carbonatadas caseras realizadas añadiendo a 1 litro de agua 1 cucharada sopera de bicarbonato de sodio y otra de zumo de limón. Estas aguas caseras alcalinizan el pH.

5. **Café y té negro.** Aparte de ser tóxicos, actúan como antinutrientes impidiendo la asimilación del hierro y el calcio. La principal consecuencia negativa para la salud es que acidifican el pH del organismo, favoreciendo así la desmineralización.

   La cantidad ideal de tazas de café diarias ha de ser ninguna. El consumo diario de 3 o 4 tazas de café que hacen muchas personas es un abuso desmesurado de esta sustancia.

   Como sucedáneos disponemos de la achicoria, la malta, la raíz de diente de león, la cebada tostada y la algarroba.

6. **Carne de ave o de res.** Es un producto muerto y en estado de descomposición que produce putrefacción en el intestino y promueve una flora intestinal patógena. No contiene fibra y es rica en grasas saturadas. Si no es ecológica, también es rica en antibióticos, hormonas artificiales y pesticidas.

7. **Embutido.** El peor producto animal para la salud es el embutido. Elimina o al menos limita su consumo, pues no sólo tiene todas las desventajas de los productos cárnicos (hormonas, ausencia de fibra, grasa saturada, exceso de sal refinada), sino que además en el proceso de manufacturado se le añaden aditivos artificiales con efectos cancerígenos probados, como nitritos, nitratos y polifosfato de sodio.

8. **Frituras.** Las altas temperaturas de las frituras (hasta 300 °C) unidas a la reutilización de los aceites vegetales, ya de por sí refinados, generan sustancias potencialmente cancerígenas (acroleínas), además de resultar alimentos pesados y difíciles de digerir.

9. **Grasa vegetal hidrogenada o parcialmente hidrogenada.** La hidrogenización de las grasas es un proceso industrial por el cual una grasa vegetal líquida, es decir, un aceite, se convierte en semisólida, como una margarina. También se hidrogenan los aceites que forman parte de la bollería industrial o de las galletas, con la finalidad de que no se enrancien y así alargar la caducidad del producto final.

Existen dos tipos de hidrogenación, la completa y la parcial. La industria emplea uno u otro según el alimento que busque fabricar.

En la hidrogenación parcial, el producto final contiene usualmente grandes cantidades de ácidos grasos «trans», un tipo de ácido graso insaturado que se encuentra principalmente en alimentos industrializados que han sido sometidos a hidrogenación o a horneado como los pasteles o los bollos. También se encuentran de forma natural en pequeñas cantidades en la leche y la grasa corporal de los rumiantes.

La mayor parte del colesterol se trasporta en la sangre junto a proteínas, formando unas partículas conocidas como lipoproteínas de baja densidad o LDL (del inglés, *low density lipoproteins*). Los ácidos grasos «trans» aumentan la concentración de lipoproteínas de baja densidad (LDL) en la sangre y disminuyen las lipoproteínas de alta densidad HDL *(high density lipoproteins)*, que son las responsables de transportar lo que llamamos el «colesterol bueno».

Por eso el consumo de grasas «trans» provoca un mayor riesgo de sufrir enfermedades cardiovasculares. Estos ácidos grasos pueden ser de una manera particular muy peligrosos para el corazón y se asocian con el mayor riesgo de desarrollo de algunos cánceres.

En la hidrogenación completa, la grasa totalmente hidrogenada está formada sólo por ácidos grasos saturados y, por tanto, no contiene grasas «trans».

10. **Leche y queso.** Cuando hablamos de lácteos no nos referimos a la leche, como habitualmente se suele pensar. La palabra «lácteos» designa a la leche y a todos los productos que se preparan con ella como mantequilla, queso, yogur y nata.

Los lácteos tienen un alto contenido en antígenos, sustancias que desencadenan la formación de anticuerpos y pueden causar una respuesta inmunitaria. Son usualmente partes de bacterias (cápsula, pared celular, flagelos, fimbrias y toxinas), de virus y de otros microrganismos, y te hacen más vulnerable a las infecciones y a las enfermedades directamente relacionadas con el sistema inmune.

11. **Sal refinada.** El proceso de refinamiento proporciona unos granos de sal de color blanco que suele atraer al consumidor, sin embargo, se puede decir que consta de casi una proporción pura de un compuesto químico llamado cloruro sódico (99,9 %) a expensas de su contenido mineral. Es un alimento que no aporta nada salvo un aumento en la presión arterial. La sal es un capricho, ningún animal añade sal a su comida. Si no puedes pasar sin ella, compra sal natural como la sal marina sin refinar o la sal del Himalaya. Las algas secas molidas con un molinillo de café o la levadura nutricional (de la que hablaré más adelante, en el apartado correspondiente a los suplementos y superalimentos), son buenos sustitutos de la sal, porque cuando se los añades a un alimento, contribuyen a potenciar el sabor del plato.

12. **Tabaco.** El tabaco produce enfermedades pulmonares de índole inflamatoria como la bronquitis, que puede complicarse con lesiones obstructivas como la fibrosis alveolar o el enfisema. Las patologías severas como tumoraciones o problemas respiratorios y cardiovasculares suceden a largo plazo como consecuencia de la acción prolongada y continuada de las diferentes sustancias que componen los cigarros, como por ejemplo el alquitrán. Es bastante serio si tienes en cuenta que según informes del Comité Nacional para la Prevención del Tabaquismo, cada

año mueren en España cerca de 3.000 personas al verse expuestas al humo del tabaco ambiental. No se trata sólo de fumadores activos, sino que un 12% de los afectados son fumadores pasivos.

13. **Trigo,** en forma de harina en pan, bollería, galletas y pasta italiana. La harina blanca refinada casi no contiene minerales ni vitaminas. Al refinar la harina se prescinde de la mitad de los ácidos grasos insaturados y del calcio, del 80% del hierro, del 50-80% de la vitamina B, prácticamente de toda la vitamina E, del 70% del fósforo, del 98% del magnesio, etcétera, resultando la harina blanca casi puro almidón. El consumo de harinas refinadas aumenta los niveles de insulina. Esto, en poco tiempo, puede causar resistencia a la insulina, y después diabetes.

Durante generaciones se nos ha convencido de que el trigo es un alimento saludable, pues es un cultivo eficiente con el que se puede alimentar a mucha gente. Sin embargo, cuando se toma trigo refinado, en forma de pan, pasta, pizza, galletas, bollería... aumenta la glucosa en sangre y aparecen las ansias de comer éste y otros azúcares simples.

El trigo acidifica el organismo por su contenido en ácido fítico. El ácido fítico forma complejos con minerales importantes nutricionalmente como calcio, magnesio, hierro y zinc. Cuando un mineral se une al ácido fítico se vuelve insoluble y no se absorbe en el intestino.

Para neutralizar el exceso de acidificación que el trigo produce en la sangre y mantener el pH de la sangre, se utilizan las reservas alcalinas del organismo: el calcio de los huesos y de los dientes.

Por eso, aunque de forma indirecta, el trigo produce descalcificación, cuya consecuencia es la osteoporosis y las caries.

Aunque el trigo contiene muchos nutrientes, eso no significa que sea beneficioso para ti; de hecho el consumo de trigo se ha relacionado con enfermedades autoinmunes, artritis reumatoide, hipotiroidismo y erupciones cutáneas; y en cuanto a número de enfermedades (físicas y mentales) con las que se le relaciona, se sitúa en segundo lugar (después de la leche).

El trigo contiene 15 opiáceos similares a la morfina, componentes que producen el mismo efecto que estos analgésicos derivados del opio, que son altamente adictivos, a la vez que estimulan el apetito e interfieren en la química cerebral normal.

El trigo que se consume hoy en día está manipulado genéticamente, hasta el extremo de que el organismo humano no lo reconoce como un alimento real, es decir, se ha convertido en un alimento tóxico y después de su consumo se produce leucocitosis pospandrial.

Lo que uno come puede ser la mejor medicina o el peor veneno. Pero la mayoría de los humanos no se plantean la relación entre salud y comida (curiosamente, muchos profesionales de la salud, como los médicos, salvo algunos orientados a la medicina natural, no tienen ninguna asignatura de nutrición en los estudios de medicina), y si lo que comen está muy procesado, como los lácteos pasteurizados, las carnes envasadas o las grasas hidrogenadas.

Está claro que necesitamos alimentarnos, pero no necesitamos ingerir ni azúcar blanca ni harinas refinadas. Por el contrario, disponemos de un montón de opciones saludables, que no generan dependencia.

La escasa conexión entre alimentación y salud que existe entre el sector médico queda patente en la comida de los hospitales, donde a enfermos operados del aparato digestivo, por ejemplo, se les da de desayunar café con leche de vaca y galletas María untadas en margarina hidrogenada y mermelada elaborada con azúcar refinada, para seguir con un almuerzo a base de sopa de cocido y filete en salsa con arroz blanco y de postre yogur. La merienda es un zumo artificial envasado con más galletas María; y las cenas idénticas a los almuerzos. Por supuesto, todo acompañado de pan blanco y ni una sola ensalada. Si has estado en contacto con hospitales, sabrás que esto es tal cual.

Existe una medicina mucho más económica y natural para prevenir y tratar enfermedades salvo en accidentes o en urgencias, que es la propia sabiduría original que muestran los animales en la naturaleza. Emplea estos recursos preferentemente.

Esta medicina utiliza los recursos que la naturaleza pone gratuitamente al servicio de todos: el agua, el sol, la tierra, el agua de mar, el descanso y el reposo o el ayuno.

La gran protagonista es la materia prima,
nuestro cometido como cocineros debe ser no estropearla.

[ALAIN CHAPEL]

La primera vez que me engañes, será culpa tuya;
la segunda vez, la culpa será mía.

[PROVERBIO ÁRABE]

IV. Más venenos: los aditivos alimentarios

Los aditivos alimentarios son sustancias, con o sin valor nutritivo, que se añaden a los alimentos, con propósitos comerciales. En las páginas siguientes puedes ver una tabla elaborada con la lista de aditivos nocivos, según diversos escritos de la Sociedad Española de Dietética y Ciencias de la Alimentación y la Guía de Bolsillo de Aditivos Nocivos de Charles Wart, así como cuál es su finalidad tecnológica y en qué alimentos se encuentran.

La idea es que no consumas ningún alimento que los lleve, ¡lee bien las etiquetas! E intenta comprar todo lo menos manufacturado posible: sólo alimentos que tu bisabuela pudiera reconocer.

ADITIVO NOCIVO	PROPÓSITO	¿DÓNDE?
E620-E625	Potenciadores de sabor (glutamatos)	Galletas saladas Patatas fritas Sopas de sobre Platos precocinados Surimi Puré de patatas deshidratado Sándwiches de máquina
E211-E227 E236-E239 E242 E284-285	Conservantes	
E310-E312 E320-E321	Antioxidantes	
E405 E431-E436 E442 E444 E450-E452 E476-E477 E479b E491-E496 E512 E517 E520-E523 E541 E1201-E1202	Emulgentes y espesantes	Sopas de sobre Platos precocinados Surimi Puré de patatas deshidratado Sándwiches de máquina

ADITIVO NOCIVO	PROPÓSITO	¿DÓNDE?
E339 E431-E436 E450-E452 E76-E477 E1410-E1414	Emulgentes, estabilizadores, espesantes	Quesos de untar Quesos de pasta dura Yogures Leches fermentadas Margarinas
E210-E215 E217 E221-E222 E226-E227 E236	Conservantes	
E310-E312 E320-E321	Antioxidantes	
E102 E104 E110 E124 E128-E129 E142 E180 E914	Colorantes	
E122-E124 E127-E129	Colorantes	Embutidos Ahumados Salazones
E224 E284-E285	Conservantes	
E450-E452	Emulgentes y estabilizadores	
E620-E625	Potenciadores de sabor	

ADITIVO NOCIVO	PROPÓSITO	¿DÓNDE?
E102 E104 E110 E122-E124 E127-E129 E131-E133 E142 E150c E151 E155 E161g E171 E173-E175 E180 E338 E444	Colorantes	Frutos secos Caramelos y golosinas Dulces y bollería Chocolatinas Refrescos azucarados
E950-E952	Edulcorantes sintéticos	
E1520	Soportes	
E900	Antiespumantes	
E953-E955 E962	Potenciadores de sabor	
E222	Sulfitos	
E339 E431-E436 E450-E452 E76-E477 E1410-E1414	Emulgentes, estabilizadores, espesantes	Pastelería precocinada Bizcochos Repostería Postres lácteos Tartas envasadas Helados Galletas
E102 E104 E110 E124 E128-E129 E142 E180 E210 E405	Colorantes	
E220-E228	Sulfitos	Vinos

*Complicar una receta es la mejor forma
de disfrazar la falta de talento de un cocinero.*

[Michel Bras]

*Todas las cosas requieren destreza,
salvo el apetito.*

[George Herbert]

Ingestión no es igual a asimilación

I. Sobrepeso y desnutrición crónica no forman tan extraña pareja

Aunque la dietética oficial asume una cantidad diaria recomendada de cada nutriente para cada persona, lo cierto es que esto constituye una visión fragmentada de la nutrición.

No puedes dar por sentado que lo que te llevas a la boca acabará, finalmente, en tus células. Tras ingerir la comida tienes que digerirla, trasportarla digerida hasta las células para que éstas la asimilen y conseguir que los nutrientes entren en ellas, para después eliminar los residuos que se generan debido a todo este proceso, que se denomina metabolismo.

Ingestión ≠ Asimilación

59

El proceso de trasportar los nutrientes digeridos hasta las células del organismo y crear un ambiente interno para que éstas puedan absorberlos se llama asimilación. Es la última fase del proceso digestivo. Si la asimilación no se realiza correctamente, no estás alimentando tu cuerpo y, por tanto, continúas muriéndote de hambre.

Las enzimas son la chispa de la vida

Las personas que siguen una dieta basada en alimentos de origen animal sufren deficiencia de hidratación, enzimas, minerales, vitaminas y fibra alimentaria.

Cuando las verduras se cocinan se destruyen sus enzimas, su vitamina C y sus minerales.

Una de las razones por las que disminuye la capacidad de digerir y asimilar los nutrientes es la deficiencia de enzimas digestivas. Una enzima digestiva es un tipo específico de proteína que actúa como un catalizador de reacciones químicas que contribuyen al metabolismo de los alimentos que ingieres.

Metabolizar es el proceso por el que el organismo trasforma y asimila una sustancia mediante cambios químicos y biológicos. Cuando tu sistema digestivo presenta deficiencias de enzimas, no puede extraer con eficacia los nutrientes de los alimentos que ingieres. En consecuencia, se necesitan cantidades mayores de comida para nutrir tu cuerpo, porque recibes menos nutrición real.

Puedes presentar deficiencia de enzimas digestivas si no comes alimentos crudos en abundancia cada día. Al calentar y procesar los alimentos se destruyen las enzimas digestivas que hay en ellos.

Los métodos agrícolas modernos también reducen la cantidad de enzimas digestivas biológicamente activas que hay en los alimentos. Hace años, el suelo donde se cultivaban los alimentos era rico en microrganismos esenciales para la asimilación de nutrientes. Los pesticidas, herbicidas y fertilizantes matan esas bacterias. También los antibióticos y el agua clorada destruyen las bacterias y los microrganismos beneficiosos que ayudan a la asimilación de nutrientes. Así el último tramo del intestino se repuebla con bacterias y hongos dañinos, como la levadura y la cándida. Este tipo de hongos son la causa de la ansiedad por comer azúcar y trigo, que demandan para satisfacer sus propias exigencias de alimentos.

Damos por cierto que en lo que comemos hay ciertas cantidades de nutrientes, pero el procesamiento de los alimentos hace que éstos pierdan gran parte de su valor nutricional. Por ejemplo, una dieta basada en arroz blanco o pasta italiana refinada incrementa el riesgo de padecer diabetes porque aumenta los niveles de glucosa en sangre durante la digestión.

El estrés, por su parte, desvía la energía y el aporte sanguíneo de la digestión, haciendo que el cuerpo sea menos eficaz en la producción de las enzimas digestivas.

El sistema inmunitario compite por las enzimas que necesita el sistema digestivo, ya que utiliza enzimas para digerir los cuerpos extraños que encuentra en la sangre.

La deficiencia crónica de enzimas digestivas es una consecuencia de la suma entre la escasez de enzimas digestivas de los alimentos y la demanda de enzimas que el sistema inmunitario necesita.

La combinación inadecuada de los alimentos es otra barrera para la digestión. La carne se digiere en un medio extremadamente ácido en el estómago; los cereales, los almidones y los productos lácteos requieren un medio más alcalino. Si comes ambas cosas al mismo tiempo, no digieres adecuadamente ni la una ni la otra.

Una vez que los nutrientes llegan a las células, tienen que poder entrar en ellas. Muchas células responden insuficientemente a la insulina, que es la hormona que facilita este proceso. Los nutrientes no pueden entrar en las células y, como resultado, éstas no se pueden nutrir adecuadamente.

El magnesio, por ejemplo, es un mineral que necesita de la hormona insulina para poder entrar en las células. Da igual que se tomen suplementos de magnesio si las células son resistentes a la insulina y no permiten que este mineral entre en ellas.

Las deficiencias nutricionales causan agotamiento y estrés crónicos, y esto crea un círculo vicioso. Una dieta basada en alimentos elaborados causa estragos en la capacidad del cuerpo para digerir y asimilar los nutrientes. La escasez enzimática hace que sólo un pequeño porcentaje de lo que comes acabe nutriendo tu cuerpo. Si a esto le añades el hecho de que hoy los alimentos tienen muy pocos nutrientes, es fácil imaginar un estado de privación nutricional crónica que hace que se necesite mucha más comida para saciar las necesidades nutricionales del organismo.

Es sencillo aumentar la asimilación de nutrientes por parte de tu organismo. Enfócate en llevar una dieta rica en enzimas y microbios digestivos. Consume un enorme porcentaje de alimentos crudos y de cultivo ecológico cada día, todos ellos contienen enzimas y bacterias digestivas beneficiosas.

¿Qué debes comer?

Debes prescindir al máximo de los alimentos de origen animal, que son los principales causantes de la acumulación de basura en nuestro organismo. Y, en su lugar, aumentar la cantidad diaria de alimentos de origen vegetal como verduras, hortalizas y frutas, que son los alimentos ideales y clave para mantener un organismo sano. Los alimentos animales son ricos en grasa saturada y colesterol, no contienen fibra y generan residuos tóxicos cuando se metabolizan. Por eso las personas que consumen una alta proporción de alimentos vegetales huelen mejor, ellas e incluso sus heces.

La lectura es como el alimento;
el provecho no está
en proporción de lo que se come,
sino de lo que se digiere.

[JAIME LUCIANO BALMES]

II. Ganarás años de vida si sabes lo que es el índice glucémico

Te voy a explicar ahora por qué no recomiendo la ingesta de zumos de frutas, ni de patatas, además de otros alimentos como el arroz blanco o la pasta italiana. Para ello necesitas aprender qué es el índice glucémico.

El índice glucémico o glicémico (IG) de un alimento representa la capacidad que tiene el mismo para elevar los niveles de glucosa en sangre (glicemia). La glucosa es una forma de azúcar que se asimila directamente y que se encuentra en las frutas y en la miel.

Las dietas basadas en alimentos cuya carga glucémica es elevada causan una elevación brusca y rápida del nivel de azúcar en sangre y se relacionan con diabetes, infertilidad, cáncer de colon y sobrepeso.

Los alimentos cuyo índice glucémico es bajo previenen la diabetes y favorecen un peso corporal equilibrado.

A nivel químico tiene sentido clasificar los hidratos de carbono en simples y complejos, según el número de moléculas que los componen. Sin embargo, esto no explica lo que ocurre en el organismo cuando se consumen hidratos de carbono diferentes. Por ejemplo, el almidón contenido en el pan blanco o en las patatas fritas es un hidrato de carbono complejo, no obstante, el organismo lo convierte en azúcar a la misma velocidad que si se tratase de glucosa pura. Por otro lado, la fructosa o azúcar de la fruta es un hidrato de carbono simple, pero afecta mínimamente al nivel de azúcar en sangre.

El índice glucémico o glicémico es una medida que sirve para clasificar los hidratos de carbono según la velocidad y el nivel al que elevan el azúcar en la sangre una vez ingeridos, tomando como referencia la ingesta de glucosa pura. Los alimentos que presentan un alto índice glucémico (55 puntos o más), como el pan blanco, elevan mucho y muy rápido el azúcar en sangre. Los alimentos que presentan un bajo índice glucémico (35 puntos o menos), como el arroz integral, se digieren más lentamente, produciendo un cambio progresivo en la cantidad de azúcar en la sangre.

No todo lo que se ingiere se absorbe en el organismo. Sólo absorbemos un porcentaje de la glucosa que consumimos, pues el índice glucémico de un alimento no depende sólo de la cantidad y tipo de glúcido contenido en el alimento, sino también de la presencia de otras sustancias (grasa, proteína y fibra dietética). Recuerda el concepto que has estudiado en el capítulo anterior: Ingestión ≠ Asimilación

Siete factores que afectan al índice glucémico de un alimento

1. Los alimentos refinados presentan un índice glucémico superior al de los alimentos integrales.

2. Cuanto más procesado está un alimento, más rápidamente será digerido, por tanto, su índice glucémico será mayor: por ejemplo, el índice glucémico de la harina de avena es mayor que el de los copos de avena, y el de éstos, mayor que el del grano de avena.

3. No se puede saber el índice glucémico de los alimentos preparados porque desconocemos las cantidades de cada uno de los ingredientes utilizados.

4. Cuanta más fibra contiene el alimento, más lenta es la digestión de sus azúcares, por tanto, su índice glucémico es menor.

5. Cuanta más grasa tiene el alimento, más lenta es la digestión de sus azúcares, por tanto, su índice glucémico es menor.

6. Cuanto más madura está una fruta, mayor será su contenido en azúcar y, por tanto, su carga glucémica.

7. Según el tipo de almidón que contenga un alimento, éste se digiere antes o después. Por ejemplo, el almidón de la patata se digiere muy rápidamente, por eso la patata presenta un índice glucémico elevado.

Los alimentos animales suelen presentar un índice glucémico bajo porque contienen poca glucosa. Los vegetales con índice glucémico bajo son los que contienen una gran cantidad de fibra. Por eso los alimentos que recomiendo son los vegetales de bajo índice glucémico, o al menos que combines alimentos de bajo índice glucémico (hortalizas de hoja verde, legumbres, algunos cereales integrales como el arroz integral o la avena y pseudocereales como la quinoa, con los de alto índice glucémico como maíz, arroz blanco o cualquier cereal refinado, y azúcar aunque sea integral.

¿Dónde consultar el índice glucémico de los alimentos?

La web de la Universidad de Sydney en Australia ofrece información relativa al índice glucémico de más de 1.600 alimentos en www.glycemicindex.com

Has de evitar las elevaciones bruscas del nivel de insulina en la sangre y procurar mantenerlo lo más estable posible. Así se impide el proceso de formación de grasas o lipogénesis inducido por un exceso de secreción de insulina, ya que los azúcares almacenados que no se utilizan como fuente de energía son trasformados en grasa por el organismo.

Cuanto más alto es el índice glucémico, mayor impacto tendrá en los niveles de insulina. Por eso se propone eliminar la ingesta de alimentos con azúcar añadido, como bebidas carbonatadas o bebidas de cola, zumos azucarados o procedentes de concentrado de pulpa de frutas, y salsas comerciales como el tomate frito; alimentos elaborados con harinas refinadas; patatas; y alimentos procesados, siendo preferibles los alimentos sin tratamiento tecnológico o que éste sea mínimo.

Existen alimentos que ingeridos juntos
se hacen la guerra entre sí
por tener distinto tiempo de digestión.

[HIPÓCRATES]

Combinando alimentos para ganar vitalidad: la teoría de los reyes y los siervos

Cómo combinar alimentos

Para saber mezclar correctamente los alimentos, primero hay que saber a qué grupo pertenece cada uno.

Proteínas. De entre las vegetales nos encontramos con frutos secos como nueces, almendras, pistachos, nueces de Brasil, anacardos, nueces de Macadamia y avellanas; semillas como las de calabaza, de girasol, de lino, de cáñamo, chía...; legumbres como guisantes secos, frijoles, alubias, lentejas, garbanzos y soja y todos sus derivados como el tofu o el tempeh. También son ricos en proteínas los champiñones y las setas.

Las proteínas derivadas de animales son los huevos y los productos lácteos como leche, yogur, kéfir, requesón, mantequilla, queso y nata.

Las proteínas de animales son la carne de res o de ave, el embutido, la gelatina, el pescado y el marisco.

Grasas. Las vegetales son todo tipo de aceites, aceitunas, aguacate, semillas oleaginosas (nueces, almendras, cacahuetes, pistachos), semillas de lino, girasol y sésamo. Las animales son huevos, queso, mantequilla, nata, tocino, carne, embutido y pescado.

Almidones (cereales y féculas). Trigo, avena, mijo, maíz, arroz integral, pan, pastas, sémolas, centeno, cebada, patata, boniato, castaña, calabaza, bellota, chufa y plátano.

Hortalizas medianamente almidonadas. Alcachofa, remolacha roja, guisantes tiernos, nabo, zanahoria, apio-nabo, judías verdes, chalota, coles de Bruselas y habas verdes.

Hortalizas no amiláceas. Lechuga, apio, acedera, puerro, pimiento, rábano, endibia, espinaca, pepino, calabacín, ajo, cebolla, berenjena, acelgas, ortigas, alfalfa, repollo, col lombarda, bulbo de hinojo, brócoli, diente de león, escarola, borraja y cardos.

Azúcares. Miel, melaza, sirope, jarabe, azúcar blanco, fructosa, azúcar moreno y panela.

Fruta dulce. Uva dulce, manzana dulce, plátano maduro, peras, melón, caqui, chirimoya, ciruelas dulces y ciruela Claudia, dátil, higo, sandía y frutas desecadas.

Fruta ácida. Limón, naranja, mandarina, pomelo, piña, granada, ciruela ácida, fresa, madroño, mora, tomate, níspero, cidra, frambuesa, grosella, guinda, membrillo, fresón, manzana ácida, cereza, kiwi y tamarindo.

Fruta semiácida. Manzana, granada, albaricoque, uva, arándano, mango, melocotón, papaya, higo chumbo y naranja dulce.

Siete reglas Morenini de compatibilidad alimentaria

Una alimentación equilibrada es aquella que se basa en una variedad suficiente de alimentos, pero no en la misma comida, sino alternados en distintas tomas. Cuanto más sencilla sea una comida, más fácil será de digerir y se aprovecharán mejor sus nutrientes, mediante un metabolismo óptimo de los mismos.

Si durante la misma toma los alimentos se mezclan correctamente, las digestiones se hacen más livianas y la persona se siente más vital, más ágil, especialmente si es una persona que padece de estómago, hígado o vesícula.

Los alimentos se asimilan y metabolizan correctamente cuando no se pudren en el intestino y sus principios nutritivos no se degradan, convirtiéndose en toxinas.

Ésta es la fórmula para que la persona se encuentre llena de energía, economizando en el proceso de la digestión. Además podrá digerir alimentos que antes no toleraba, desaparecen alergias alimentarias y problemas de mala absorción intestinal.

PRIMERA. No mezcles almidones con ácidos

O lo que es lo mismo, hidratos de carbono con frutas ácidas. Los ácidos inhiben y destruyen la secreción de ptialina, enzima encargada de digerir los almidones, por lo que la digestión de éstos se ve alterada e incompleta, lo que produce fermentaciones en el duodeno. Por ello no se deben consumir almidones como trigo, arroz, pasta, patata o pan, junto con frutas ácidas como limón, piña, kiwi, mandarina, naranja, granada o fresa; ni tampoco aliñarlos con limón o vinagre. Por ejemplo, no se recomienda aliñar con vinagre las lentejas o con limón una paella, pero sí el pescado.

SEGUNDA. No comas juntos proteínas con almidones

O lo que es lo mismo, proteínas con hidratos de carbono. Dado que las proteínas son consumidas en un medio ácido en el estómago mediante la acción del ácido clorhídrico; en cambio, los hidratos necesitan un medio alcalino para su digestión. La digestión de los hidratos comienza en la boca con la secreción de la enzima ptialina, pero una vez ingeridas las proteínas, su digestión comienza en el estómago con la secreción de enzima pepsina, que tiene la propiedad de inhibir la acción de la ptialina, frenando la digestión de los hidratos de carbono o almidones. Es decir, no debemos comer huevos con patatas, ni queso con pan.

TERCERA. *No mezcles proteínas con frutas dulces o azúcares*

Las frutas dulces frescas (melón, uva, caqui, chirimoya) o secas (dátiles, pasas, higos, orejones) y los azúcares (miel, siropes, jarabes) son de digestión rápida y no permanecen en el estómago más de media hora. Las proteínas, en cambio, requieren varias horas para su digestión. Por eso, si se ingieren juntas proteínas con frutas dulces o azúcares, estos últimos quedarán retenidos en el estómago, produciendo fermentaciones anormales. No ocurre esto, como excepción, en el caso del yogur o el kéfir, alimentos proteicos que ya se encuentran fermentados y predigeridos, por lo que necesitan menos tiempo de digestión.

CUARTA. *No mezcles grasas con frutas dulces o azúcares*

Igual que las proteínas, las grasas tienen un tiempo de digestión mayor que las frutas dulces o azúcares, por ello, si se ingieren juntos, las grasas provocarán una retención de los azúcares con fermentaciones.

QUINTA. *No mezcles fruta muy ácida con fruta dulce*

Por ejemplo limón, pomelo, nísperos o naranjas, que son ácidos, con melón, chirimoya, pera…, que son dulces. Es recomendable tomar fruta ácida para desayunar; mientras que en la comida y la cena, dulce. De este modo mantienes a raya el índice glucémico.

SEXTA. *No comas juntos dos almidones (o hidratos) distintos*

Es una de las peores incompatibilidades que podemos realizar: por ejemplo pan con patatas o plátano con arroz. Suponen una sobresaturación del sistema digestivo, lo que ocasiona un elevado índice de residuos metabólicos.

SÉPTIMA. No comas juntas dos proteínas distintas

La putrefacción intestinal que ocasiona la mala digestión de las proteínas es una de las mayores fuentes de toxemia orgánica. Evita combinaciones como, por ejemplo, huevo con queso o con salchichas, aunque éstas sean vegetales (de tofu).

Un gastrónomo, con el tiempo,
se hace cada vez más simple.
Es en la simplicidad
donde está la alta gastronomía.

[Carlo Petrini]

La teoría de los reyes y los siervos

La teoría de los reyes y los siervos aporta sencillas directrices para combinar los alimentos sin sobrecargar la alimentación diaria y sin que tengas la necesidad de aprenderte todas las reglas anteriores, que pueden parecer complejas. Se trata de que no falten nutrientes, pero sobre todo de que no sobren. Aunque no la seguimos siempre en los desayunos, se sugiere que se observe en la comida y en la cena cuando se realicen en casa. De este modo comerás variado y no llevarás una alimentación densa y difícil de digerir. Es una manera sencilla de equilibrar en casa los excesos puntuales que puedas realizar en la calle.

Hoy en día el ser humano lo tiene todo y, sin embargo, sigue pensando en términos carenciales. Por ello se sobrecarga sistemáticamente la alimentación y se padecen malas digestiones, sobrepeso, colesterol, azúcar y ácido úrico, todas ellas patologías derivadas de los excesos. En mi experiencia profesional, no he encontrado a nadie que, por comer poco, presentara deficiencias nutricionales, más allá del hierro un poco bajo que paradójicamente era consecuencia de un consumo excesivo de café, un tóxico antinutriente del que ya te he hablado. Sin embargo, he encontrado con frecuencia muchas personas que sufrían por causa de los excesos en la dieta.

Por ejemplo personas con sobrepeso, con colesterol, con ácido úrico, con diabetes, con estreñimiento, con hígado graso… ¿te das cuenta? ¡Son todo patologías de exceso!

Imagina un rey reinando en su reino rodeado de sus súbditos. Graba bien esta imagen en tu cabeza porque es una metáfora de cómo es el plato de comida ideal. Así como en un reino, sólo puede haber un rey, no más de uno, porque entonces se produciría una guerra civil, en tu plato de comida sólo debe haber un alimento denso, al que llamaremos alimento rey. Como el rey necesita muchos súbditos que le sirvan, acompañaremos el alimento rey de muchos alimentos siervos.

Digamos que el rey, que es muy majestuoso, puede ocupar el 25 % del reino, y los siervos ocuparían el 75 % restante. Así una cuarta parte de tu plato estará constituida por un alimento rey, mientras que las tres cuartas partes restantes las ocuparán alimentos siervos.

Pon sólo un rey en tu plato de comida, para evitar sobrecargar tu alimentación y que se produzca una guerra civil con malas digestiones y parámetros en sangre elevados. Ten en cuenta que debes acompañarlo bien de sus siervos.

Alimentos siervos

Se incluirán en todas las comidas de forma abundante y variada. Ocuparán entre el 75 y el 100 % de tu comida. Puedes elegir uno de ellos o varios. Son los siguientes:

Todo tipo de verduras tanto las de hoja verde (espinacas, acelgas, berza…), como las coles (coles de Bruselas, coliflor, brócoli, repollo…), y las verduras del mar (como el alga agar agar, kombu, arame, hiziki, nori, espagueti de mar…).

Todo tipo de hortalizas como calabacín, calabaza, tomate, pimientos, remolacha, apio, ajos, cebolla, berenjena, hinojo, puerro… Así como las ensaladas de lechuga, canónigos, berros, lollo rosso, escarola, rúcula, endibias, etcétera. Y las hierbas como albahaca, menta, perejil, eneldo, cebollino, orégano, salvia, tomillo…

Todo tipo de especias y condimentos como canela, vainilla, pimienta, cardamomo, cúrcuma, jengibre, comino, pimentón, miso, mostaza...

Los aceites vegetales de semillas (oliva, girasol, lino, pepitas de uva, sésamo, coco...).

La margarina vegetal no hidrogenada. El aguacate se considera también alimento rey, por ser denso y contener poca agua. Es un alimento rico en proteínas, grasas monoinsaturadas y clorofila.

También algunas frutas como manzana, pera, piña, mango y papaya.

Además, incluyo las grasas vegetales sanas, ricas en vitaminas.

Y algunos más variados, como las leches vegetales de avena, almendras o avellanas, el cacao puro en polvo, y los endulzantes sanos como los siropes de ágave o arce, la stevia, el xilitol, las melazas o la miel; así como el vinagre de umeboshi o de manzana y el vino tinto.

Los alimentos siervos son todos alimentos vegetales, ricos en fibra y agua. Contienen muchos micronutrientes, como enzimas, vitaminas, minerales y oligoelementos.

Alimentos reyes

Incluye uno o ninguno de ellos en cada comida. Nunca se mezclarán entre sí, sólo lo harán con alimentos siervos. Además, ocuparán un máximo del 25 % del plato.

Nota que no recomiendo comer todos los que aquí se dan cita, los incluyo sólo a efectos de clasificación.

Los podemos dividir en dos grandes grupos.

Los primeros son ricos en proteínas animales y la mayoría pobres en fibra y en agua: carne y embutido, pescado y marisco, huevos, leche y derivados como queso, nata, mantequilla, helados... Aquí también incluiremos las setas por su riqueza en proteínas vegetales.

Los segundos son ricos en fibra e hidratos de carbono complejos y pobres en agua. Incluyen el grupo de los cereales como trigo y derivados (pan, pasta, cuscús, bulgur, seitán, galletas, bizcochos, crackers), espelta, centeno, avena, mijo, maíz, kamut, quinoa, arroz... El grupo de las legumbres como garbanzos, lentejas, judías blancas, pintas, tempeh y azuki... Y el grupo de los frutos secos y las semillas como almendras, nueces, pecanas, macadamias, anacardos, avellanas, pistachos, piñones, semillas de lino, de girasol, de amapola, chía, de sésamo, de cáñamo, etcétera.

Aquí incluiremos también la patata, por su riqueza en almidón, y la cerveza.

Por último incluyo aquí la fruta fresca y sus zumos, salvo las excepciones consideradas como alimento siervo, así como la fruta desecada: dátiles, ciruelas desecadas, orejones, pasas, arándanos secos...

Ejemplos de platos que cumplen la teoría de los reyes y los siervos

- Calabaza salteada con algas y arroz integral
- Consomé de calabaza y miso
- Curry de calabaza y leche de coco
- Hamburguesas vegetales de calabaza, zanahoria y garbanzos
- Quinoa con calabacín, cebolla y pimiento rojo
- Espinacas salteadas con piñones
- Acelgas rehogadas con garbanzos y pimentón
- Paella de verduras
- Lentejas con verduras y algas
- Repollo con puré de patata
- Sándwich de verduras asadas a la parrilla...

De postre se puede tomar un vaso de leche de almendras con cacao y endulzar con sirope de ágave.

Los siguientes son platos típicos que no cumplen la teoría de los reyes y los siervos

- Tortilla de patatas
- Bocadillo de queso
- Maki japonés (lleva arroz y pescado)

Los tres platos anteriores contienen dos alimentos reyes y ningún siervo.

De los ingredientes anteriores, recomiendo evitar o minimizar el consumo de carne, embutido, pescado, marisco, lácteos, trigo, azúcar y soja. Estos tres últimos alimentos, si bien son vegetarianos, son alimentos acidificantes y producen moco. Ya hemos hablado sobre el equilibrio ácido-base en la alimentación.

Cuando mi madre nos daba el pan repartía amor.

[Joël Robuchon]

La cocina es alquimia de amor.

[Guy de Maupassant]

Te nutres de la vibración energética de lo que ingieres

Los alimentos que ingieres pasan a formar parte de ti.

Te haces con las sustancias que los componen, ya sean proteínas o minerales, o también hormonas o colorantes artificiales. Todo ello se convierte en parte integrante de tu ser.

Y, aunque no la veas, también entra en tu organismo la vibración energética con la que se han preparado los alimentos.

Cuando comes un plato elaborado con amor, normalmente te sabe muy rico. Éste es el caso de las comidas que preparan las madres que suelen resultar a sus hijos las mejores del mundo.

Del mismo modo, un plato preparado de mala gana por una persona que está enfadada aporta esa misma energía de rabia y mal humor.

Por eso, di no a comer en restaurantes donde el personal esté mal valorado y notes que hay mal ambiente. No comas alimentos que trasmitan una energía que no sea de amor.

Evita comer mientras discutes o si estás viendo el telediario plagado de malas noticias. Todo ello te afecta y entra en tu organismo junto con los nutrientes del alimento, produciendo esa misma negatividad en ti.

Podemos ir más allá: si consumes alimentos de origen animal, es importante tener en cuenta cómo ha sido la vida del animal en cuestión. A continuación te presento el ejemplo más claro.

¿Te has parado a pensar qué energía estás integrando en tu organismo después de comer, por ejemplo, foie? El foie es el hígado graso, es decir una patología, que desarrollan los patos. Esto ocurre cuando son forzados a comer sin hambre a través de un tubo que se les inserta desde la boca hasta la tráquea.

¿Has comido alguna vez obligado y sin hambre? Si es que sí, habrás sentido que es muy desagradable. Y si nunca has comido forzado, tan sólo recuerda la última vez que padeciste un empacho o una mala digestión por haber ingerido algo pesado o por haberte excedido en la cantidad.

Las personas delgadas que quieren subir de peso y son animadas a comer sin hambre lo pasan bastante mal. Esto, como veremos más adelante, constituye la misma visión fragmentada de la nutrición que hacer dieta para adelgazar. Es dieta para engordar, al final, dieta.

¿Te imaginas cómo lo deben pasar esos patos que son forzados a comer hasta enfermar? ¿Piensas que ingieres energía de amor después de tomar foie?

Si sigues tirando del hilo, hay más animales que lo pasan realmente mal.

¿Has pensado en los huevos de las gallinas que viven hacinadas en jaulas, sometidas a un horario ficticio con bombillas, para que se crean que los días son más cortos y así crezcan más rápido? ¿Sabes que a estas gallinas se les corta el pico sin anestesia para que no se agredan unas a otras presas de su desesperación y enfado?

¿Seguimos viendo ejemplos?

¿Has pensado en los pobres terneros que nunca conocen a su madre vaca, pues son estabulados y engordados con piensos animales y no con hierba (te recuerdo que son animales vegetarianos), desde que nacen?

¿Has pensado en cómo lo pasan las vacas de leche, que son preñadas artificialmente, es decir violadas, para luego arrebatarles el bebé ternero y su leche, manteniéndolas enganchadas a la máquina ordeñadora de por vida? ¿Sabes la cantidad de antibióticos que toman para curar la mastitis crónica que sufren, derivada de la cadena perpetua de sus mamas a la máquina sacaleches?

¿Y te has imaginado la vida de un pez de piscifactoría, que en lugar de vivir en el mar o en un río de aguas límpidas, vive hacinado en una sucia piscina de agua estancada, alimentándose de forma artificial y consumiendo hormonas y antibióticos?

¿Te has parado a pensar que ésta es la realidad de la comida animal que comes?

No sé si eres una persona amante de los animales o si piensas que los animales han nacido para que nos los comamos. Sin embargo, ésta no es la cuestión que estamos tratando.

La idea es que seas consciente de que la energía vibracional del alimento se trasmite a tu cuerpo cuando lo comes. Y si comes sufrimiento, ira, dolor y tristeza... ¿cómo crees que te sentirás?

Quizá puede que no lo notes porque se trasmite a nivel sutil, pero eso no significa que no ocurra.

Siete ideas Morenini para ingerir alimentos de alta vibración

Una vez eres consciente de esta situación, ¿qué puedes hacer?

1. **Si quieres consumir comida animal,** ocúpate de saber qué vida han llevado los animales que ingieres.
2. **Di no a los huevos de gallinas de granjas industriales** y elige los de las gallinas criadas en libertad.
3. **Di no al pescado de piscifactoría** y elige el pescado del mar y de los ríos.
4. **Di no a la carne y a la leche de animales estabulados** y consúmelas ecológicas.
5. **Fundamenta tu dieta en alimentos vegetarianos** que no hayan implicado que un animal sufra o muera. Por un lado no son necesarios y, si está en nuestra mano, es agradable evitar que otros seres sufran o que se les mate. Por otro, porque esa energía de sufrimiento se integra en nuestro organismo. Todo es energía. El miedo, la ansiedad, la angustia y el dolor del animal entra directamente en tu cuerpo cuando lo comes.
6. **La producción ecológica contiene la mejor energía.** Y esto es extensivo tanto a alimentos animales como a vegetales, que también sufren cuando se les rocía con pesticidas y abonos químicos.
7. **Cuando te veas en una situación en la que hayas de comer alimentos de baja vibración** energética, puedes aumentarla bendiciéndolos y agradeciendo por ellos antes de comerlos. Dar gracias por lo que se come es una manera de trasmutar la negatividad y elevar la vibración energética de los alimentos.

Nada es verdad ni es mentira,
todo depende del cristal con que se mira.

[WILLIAM SHAKESPEARE]

La regla del 80-20%

Si el 80% de los alimentos que tomas habitualmente son sanos y en ocasiones tomas algo que no lo es, las posibles consecuencias negativas de su ingesta serán fácilmente neutralizadas por tu organismo. Esto ocurre siempre que los alimentos no adecuados no superen el 20% de lo que ingieras en total en un día.

Poder contar con estas excepciones ayuda a no caer en fanatismos ni a verse envuelto en una imposición restrictiva en la que queden prohibidos algunos alimentos.

> Del mismo modo, si el 80% de alimentos que ingieres son alcalinizantes, puedes consumir un 20% de alimentos acidificantes y seguir estando sano y vital.

Los alimentos crudos deberán formar parte de tu dieta lentamente, y tendrás que eliminar de forma progresiva los «trece alimentos de la lista negra de Morenini» e incluir a la vez los alimentos que verás en el apartado «Kit básico del flexivegetariano y veinte ingredientes Morenini que no deben faltar».

PARTE 2

Flexivegetariano
en cinco pasos

El trabajo sin prisa
es el mayor descanso
para el organismo.

[Gregorio Marañón]

Paso 1. Comienza depurando tu organismo

Imagina que te quedas encerrado en una habitación llena de basura. No se trata de la basura de hoy, sino de basuras antiguas que emanan vapores tóxicos. Esa basura no sólo comprende los residuos domésticos, que en su mayoría son proteínas defectuosas derivadas del consumo de alimentos animales como carne o lácteos, sino que va acompañada de residuos hospitalarios como restos de los medicamentos, e industriales, como tóxicos que proceden de detergentes, plásticos, fertilizantes químicos, pesticidas, parabenos de los champús y las cremas... por citar algunos.

¿Cómo te sentirías? Si te instalo un escritorio allí y te pido que trabajes un rato, ¿podrías hacerlo?

Si la respuesta es sí, ¿trabajarías en óptimas condiciones?

Cuando hay desechos almacenados en tu organismo éste es como esa habitación llena de basura.

Estos desechos están presentes en todas las personas, especialmente en las que padecen estreñimiento. Si no te depuras periódicamente estás sobrecargando tu organismo con una gran cantidad de basura. A medida que cumples años, estos desechos se acumulan y, como en cualquier vertedero municipal, se vuelven tóxicos.

Es necesario limpiar la basura. Si te levantas cansado por la mañana probablemente estás lleno de suciedad. Salvo que la elimines, las células de tu cuerpo no podrán realizar sus funciones de manera eficiente. Éste es el caso de todos nosotros, cada uno en mayor o menor grado. Las personas con fatiga crónica, por ejemplo, tienen tal cantidad de basura en sus células que el organismo por sí solo no es capaz de eliminarla.

> Una persona muy intoxicada desarrolla tolerancia a los venenos que se introducen en su organismo. Por eso éstos aparentemente le afectan en menor grado. Sin embargo, a medida que comes más sano, te haces más sensible físicamente y los tóxicos te afectan más.

Éste es el caso, por ejemplo, de la persona habituada a beber alcohol, que puede tomarse varias copas sin sentir su efecto, mientras que el abstemio se marea con el primer vino. Puede parecer que el que no es bebedor es más débil y que, por ello, le afecta más el alcohol. La realidad es que quien está habituado a beber ha desarrollado tolerancia al alcohol y por eso lo aguanta mejor. Esto no significa ni que sea más fuerte ni que esté más sano.

Por eso, si antes te comías una tableta de chocolate de una sentada y ahora ya no comes tanta grasa, ni azúcar o lácteos, aunque sólo te comas media tableta, te encontrarás mucho peor que antes.

Aunque esto al principio puede dar la impresión de que nuestro organismo se ha debilitado, la realidad es exactamente la contraria. Cuanto más intoxicados, más elevada es la tolerancia al veneno, y cuanto más depurados, más sensibles nos volvemos a los tóxicos.

En un organismo depurado, los efectos de los tóxicos se notan más que en un organismo sucio, que paradójicamente depende de los venenos para sentirse en orden. Las personas que están muy envenenadas necesitan su dosis para encontrarse bien. Esto es así porque el cuerpo tiende a la homeostasia o equilibrio curativo. Por eso, en cuando un organismo intoxicado no recibe su dosis de veneno, comienza a depurar toxemia.

En ocasiones, el descanso es la solución. Pero si después de unas vacaciones o de descansar no recobras la vitalidad, necesitas realizar una depuración a través del ayuno. Antes que asustarte al oír la palabra «ayuno», si estás falto de vitalidad, quizá te interese seguir leyendo para aprender acerca de este sistema tan sencillo que proporciona vitalidad a tus células.

La depuración a través del ayuno es el proceso de remover las toxinas de los tejidos del organismo para pasarlas a la sangre y dirigirlas hacia los órganos emuntorios, que se encargan de eliminarlas: riñón, piel, intestino y pulmón. Cuando los tóxicos pasan a la sangre, la persona se encuentra peor que cuando éstos se mantienen sin remover, fijos en los tejidos.

Este proceso es positivo para el organismo, aunque sea molesto y la persona «sufra» los efectos de la depuración.

Sin embargo, la persona percibe estos efectos, que pueden sentirse como debilidad o incluso leve mareo, como propios de un estado de falta de nutrientes. Por ello lo que hace es comer, con lo que frena la depuración y comienza a encontrarse aparentemente mejor.

I. A la limpieza física le gustan las emociones depuradas

Psicológicamente el efecto es el mismo cuando depuras tu cuerpo. Una persona que come mejor gana en salud. Este bienestar comienza a elevar su nivel vibratorio y sus pensamientos se clarifican y se vuelven más positivos.

Las personas que están muy intoxicadas físicamente, necesitan nutrirse de pensamientos tóxicos igual que de alimentos tóxicos. Si no, reaparecen las emociones enterradas en lo más hondo del alma y no saben cómo manejarlas ya que no disponen de recursos.

Cómo manejar las emociones enterradas que emergen a la superficie durante el período depurativo

Si te das cuenta que sientes, por ejemplo, una oleada de enfado, puedes actuar de dos maneras distintas:

1. Gritar, golpear, ser sarcástico, dar portazos, retraerte, bloquearte…
2. Hacerte la pregunta: ¿para qué siento lo que estoy sintiendo?

El enfado normalmente se conecta con los miedos más básicos, como por ejemplo el miedo a que los demás vulneren tus límites.

En el caso del ejemplo, sentir enfado te ayuda a manifestar firmeza para mantener tus límites frente al trato de algunas personas. El comportamiento útil en este caso, después de reflexionar y serenarte, será comunicar de manera no violenta que te desagrada que no se respeten los términos que has definido en tus relaciones con los demás.

No se trata de encontrar culpables, sólo de comunicar a los demás, de manera clara y no agresiva, tus necesidades.

Cinco ideas Morenini que te ayudarán a depurar las emociones tóxicas

Cuando sientas que estás inmerso en una oleada de emociones tóxicas, hazte estas cinco preguntas:

1. **Dentro de 5 años,** ¿qué importancia tendrá esto que ha ocurrido?
2. **¿Qué es lo peor que me puede pasar?**
3. **Si esto («esto» = la respuesta a la pregunta n.º 2) ocurre,** ¿qué es lo peor que me puede pasar?
4. **Si esto («esto» = la respuesta a la pregunta n.º 3) ocurre,** ¿qué es lo peor que me puede pasar?
5. **Si esto («esto» = la respuesta a la pregunta n.º 4) ocurre,** ¿qué es lo peor que me puede pasar?

Las emociones no son «buenas o malas» sino útiles. Ver qué te dice tu emoción no es lo mismo que quedarte estancado en ella, rumiándola.

Imagina que estás jugando al juego de la vida, que tu vida es una película y que eres el protagonista de la misma. ¿Qué eliges para ti, una vida miserable o una vida llena de dicha y de sueños y deseos cumplidos?

Cuanto más positivos sean tus pensamientos, más feliz estarás, más sereno y confiado.

Y si permaneces en este estado, comerás de forma adecuada.

II. Conseguir ambas en la práctica a través de los ayunos y monodietas alcalinas

La terapia del ayuno

La dietética oficial aconseja realizar un mínimo de tres comidas al día para que se ingiera una cantidad determinada de nutrientes con el fin de evitar la inanición, una grave reducción en los nutrientes, vitaminas e ingesta de energía, pero que es consecuencia de la prolongada y no puntual insuficiencia de alimentos.

> Un flujo tan constante de nutrientes inhibe la activación de la autofagia, que es un proceso reparativo del organismo, que consiste en el autoconsumo de células muertas, con el fin de recobrar la salud y el equilibrio orgánico u homeostasis.

Con la autofagia se sintetizan o hacen propias nuevas proteínas a partir de proteínas defectuosas denominadas proteínas de escoria. Este proceso de retirar las proteínas dañadas y usarlas como combustible para crear nuevas proteínas, tremendamente ingenioso, contribuye a la depuración y a recobrar energía.

La terapia del ayuno es saludable desde el punto de vista físico y psíquico. Cuando ayunas dejas descansar a tu organismo porque le das un respiro a tus intestinos. En tu cuerpo hay reservas de sobra para ayunar unos días sin que tengas carencias.

Muchos animales ayunan de forma natural, cuando están enfermos, para sobrevivir o, simplemente, por estar ocupados en perpetuar la especie y no poder dedicar tiempo a la búsqueda de comida.

Algunos animales hibernan para poder sobrevivir en las épocas en que los duros inviernos hacen que sea imposible conseguir alimento. Por ejemplo, el lirón, la hembra de oso polar o el pingüino emperador. De igual forma, cuando hace excesivo calor, otros animales se retiran para que disminuyan sus funciones vitales. Como muestra, los peces de agua dulce, que se entierran en el barro cuando se secan los ríos.

La foca macho de Alaska ayuna durante los 3 meses que dura el período de reproducción, durante el cual fertiliza alrededor de cien hembras y pierde un tercio de su peso. El salmón al remontar los ríos y la hormiga reina también ayunan durante el período de reproducción. Ayunan asimismo los renacuajos al convertirse en ranas, los gusanos de seda al convertirse en mariposa, las abejas, los escorpiones, las arañas, algunas tortugas, los camellos cuando se adentran en el desierto, la cabra montesa, el gamo y el ciervo, etcétera.

Todas las religiones hablan del ayuno. Es un método por el cual puede alcanzarse un determinado nivel de purificación espiritual, además de físico. Grandes maestros religiosos ayunaron antes de predicar a sus gentes. Éste es el caso de Moisés, Jesús, Buda y Mahoma. Los judíos ayunan 5 días al año; los musulmanes dejan de comer y beber durante las horas del día en el mes del Ramadán; los hinduistas ayunan muy a menudo; los cristianos hacen un semiayuno dejando de comer carne determinados días durante la Cuaresma.

Puedes ayunar porque tu cuerpo tiene reservas suficientes. Así tus células pueden continuar nutriéndose mientras tus reservas de grasa, minerales, vitaminas y azúcar no estén agotadas.

La dietética oficial no ha prestado atención a las ventajas de no comer. Ha puesto el énfasis en la importancia de ingerir calorías y nutrientes, haciendo hincapié en el consumo de carne, leche y derivados lácteos. Si haces esto acumularás mucha basura en tu organismo, porque los alimentos animales son ricos en grasa y pobres en fibra, por tanto, difíciles de digerir o metabolizar sus nutrientes separados de sus desechos y eliminar éstos. Es decir, que comer tres veces al día todos los días en realidad constituye un exceso, especialmente dañino si se basa la dieta en derivados animales.

¿Qué puede pasarte si comes tres o más veces al día, cada día?

Si tus células están sucias y no las depuras acabarás padeciendo cualquiera de las muchas enfermedades actuales relacionadas con un estilo de vida de excesos. Por ejemplo, alergias, depresión, artritis, fibromialgia, problemas de tiroides, estreñimiento, obesidad, candidiasis, cáncer, demencia o alzheimer.

¿Conoces a alguien que se pase el día comiendo y picoteando alimentos desvitalizados como pan blanco, patatas fritas, cacahuetes fritos y salados o dulces industriales? ¿Sí? Pues ya tienes al candidato número uno a entrar en un letargo y posterior enfermedad.

Vale, me has convencido, pero ¿cómo puedo ayunar?

A continuación te presento dos modalidades, verás qué sencillo resulta realizar un ayuno:

1. **Ayuno fácil para principiantes.** Consiste en realizar sólo dos comidas al día. Éstas pueden ser desayuno y comida, comida y cena o desayuno y cena. Lo ideal es que lo hagas al menos dos o tres veces a la semana.

Por ejemplo, levantarte y no ingerir nada hasta la hora de la comida. Luego cenar como habitualmente. Este ayuno me encanta porque en realidad es más largo de lo que parece. ¡Desde la cena del día anterior hasta la comida del día en curso trascurren más de 15 horas! Si lo ves muy duro, puedes desayunar una pieza de fruta o, mejor aún, beber un gran vaso de zumo de verduras y frutas como los que te sugiero en esta obra. Consulta el apartado «Exquisitos zumos de verduras y frutas».

Si no puedes pasar sin un desayuno contundente, puedes prescindir de la cena. Como mucho cenar una fruta, idealmente papaya, porque es rica en enzimas digestivas y podrás digerirla bien antes de dormir, evitando que quede a medio digerir en tu intestino y te levantes al día siguiente con el abdomen hinchado por los gases derivados de su fermentación.

Otra idea, sobre todo si quieres evitar comer fuera de casa, es tomar un desayuno completo y no comer hasta la hora de la cena, picando a medio día un zumo o algo de fruta.

Si sientes hambre significa que se ha activado el proceso de autofagia, así que ¡bien! Aprende a apreciar esta sensación y, si no puedes con ella, toma una infusión, come algo de fruta o bebe un zumo de verduras y frutas de los que te propongo.

Si practicas con regularidad este ayuno fácil para principiantes, comenzarás a ir al baño también con regularidad, y poco a poco equilibrarás tu peso, los niveles de colesterol, ácido úrico, glucosa, etcétera. Te sentirás más ligero y activo porque la autofagia contribuye a la depuración y, por tanto, al aumento de la vitalidad.

Cuando sientes hambre, se activa la autofagia, las células se llenan de energía y te sientes más sano y motivado a la acción y a tu propio desarrollo. El hambre es positiva, ¿hay algo mejor que comer cuando de verdad se tiene hambre?

2. Ayuno fácil para avanzados. Una vez habituado a realizar el ayuno fácil para principiantes, puedes aventurarte a seguir mejorando tu salud a través del ayuno fácil para avanzados.

La propuesta consiste es consumir sólo zumos de verduras y frutas durante 1, 2 o hasta 3 días.

Durante el ayuno se desprende la suciedad de las células de tu organismo, depositándose en los órganos encargados de expulsarlas y zonas del cuerpo que están en contacto con el exterior: piel, lengua, riñones…, así expulsas dicha suciedad mediante el sudor, la saliva, la mucosidad, la orina y las heces.

Este proceso se acompaña de algunos efectos secundarios como mal aliento, mareos, fatiga, granitos… pero también la mente aumenta su brillantez, te sientes más lúcido y ágil, igualmente ganas en autoconfianza y seguridad en ti mismo. Te sientes muy satisfecho por conseguir seguir adelante día a día.

Aunque parezca increíble, durante el ayuno desaparece el hambre, se manifiesta la sensación de hambre sólo durante los primeros días. El ayuno es adecuado para que las personas muy obesas puedan adelgazar, pero también es útil para que las personas excesivamente delgadas aumenten de peso. La persona delgada se cura de su nerviosismo y de cualquier afección del aparato digestivo que le impida asimilar correctamente el alimento que ingiere.

Puedes aprovechar el esfuerzo y enviar con ello energía sanadora al otro lado del planeta, a la parte menos favorecida, y aliviar a otras personas que en este momento estén sufriendo quizá por una guerra, por una catástrofe, por la falta de alimento, por su soledad, por la situación económica o social que atraviese su país… Esta motivación será tu motivo para la acción.

Prueba con un ayuno de 3 a 5 días, durante la primavera o el otoño, épocas ideales para ayunar porque el cuerpo se adapta a una estación del año muy diferente. Bebe agua pura y toma un zumo de verduras y frutas en desayuno, comida y cena. Si te sientes algo mareado o débil, no te preocupes. Es normal. Puedes elegir un día de poca actividad, para no sentir que tus fuerzas flaquean, como las vacaciones, o un día en que estés muy ocupado, para no acordarte de que no has comido... tú eres quien mejor sabe cuál es el momento más apropiado para ti. Las mejores fechas para ayunar son los cambios lunares y los de estación, especialmente el paso a la primavera y al otoño.

Es importante que el día antes del ayuno, comas fruta fresca a mediodía y cenes una ensalada cruda o algo ligero, o que estés el día entero consumiendo sólo ensaladas de vegetales de hoja verde y fruta. Y si no cenas, mejor.

Cuando acabes el ayuno, empieza el día con una fruta y cómela despacio. A la hora de comer puedes optar por alguna crema de verduras que lleve un picadillo de verduras crudas por encima, una compota de manzana o un batido sin leche ni yogur ni soja como los que propongo en el apartado correspondiente de esta obra, siempre algo suave. Cena una ensalada. Al día siguiente ya estarás en condiciones de seguir tu vida normal, mucho más renovado y entusiasta.

Quien todo lo quiere,
todo lo pierde.

[REFRÁN]

Monodietas alcalinas

Una manera de depurar el organismo y las emociones consiste en seguir una monodieta alcalina durante varios días. «Monodieta» significa ingerir un solo alimento cada día, en la cantidad que desees, pero sólo un alimento. De este modo el organismo hace una digestión muy sencilla que permite realizar su labor de limpieza y depuración. Esto le dota de un enorme bienestar físico y emocional.

Mi sugerencia es que sigas una de las siguientes monodietas alcalinas durante unos días en otoño y otros en primavera, coincidiendo con las épocas del año que corresponden al cambio más intenso entre estaciones.

1. **La cura de uvas.** La cura de uvas cuenta con una gran tradición en medicina naturista. Se recomienda especialmente para personas con problemas cardíacos, renales y digestivos.

Ayuda a eliminar toxinas y residuos derivados del metabolismo de los alimentos que se ingieren, descongestionando los órganos implicados en el proceso de la digestión, en especial el hígado. Por ello beneficia especialmente a las personas que siguen una dieta basada en productos animales y colesterol, a quienes presentan cualquier padecimiento hepático y a quienes tienen tendencia al estreñimiento.

Un adulto puede ingerir de 2 a 4 kilos diarios de uvas, tomadas en intervalos de 2 horas. Es conveniente cepillarse bien los dientes después de cada ingesta, debido al alto contenido en azúcar de la uva. Para ello recomiendo usar algún dentífrico de cosmética natural no químico o, mejor aún, un cepillo de iones que no necesita pasta de dientes. También puedes lavarte los dientes con aceite de coco y nada más. Más adelante, estudiaremos las propiedades antivíricas y antibacterianas de dicho aceite.

Esta cura debe realizarse en períodos mínimos de 3 días, y se puede seguir hasta un máximo de 6 semanas, en este caso bajo la supervisión de un experto.

2. **La cura de cerezas.** Es el equivalente primaveral a la anterior monodieta, la cura de uvas de otoño. Una cura de cerezas es una de las mejores limpiezas que se le pueden hacer a nuestro organismo de cara al verano. Las cerezas son ricas en compuestos fenólicos, po-

tentes antioxidantes que evitan la acumulación de grasa en las arterias y el infarto. Ayudan a estabilizar el ritmo cardíaco, combaten la hipertensión, fluidifican la sangre y, por tanto, mejoran cualquier trastorno circulatorio.

Presentan un marcado efecto diurético, que previene la formación de cálculos renales y elimina el ácido úrico. Muchos gotosos aseguran que, cuando notan los primeros síntomas de un ataque, 30 cerezas en ayunas bastan para evitarlo.

Por su gran poder estimulante del tracto intestinal, las cerezas limpian todo el paso digestivo. Su efecto limpiador, depurativo, se refuerza con la cantidad de fibra que posee este fruto, por lo que es un laxante natural muy efectivo.

Son ricas en micronutrientes, especialmente en vitaminas antioxidantes A y C, y minerales como el hierro y el calcio. Por ello la cereza combate la anemia y fortalece la estructura ósea. Además, es un potente antinflamatorio. Es excelente para la piel, pues mejora la elasticidad y reduce el exceso de sebo. Resulta muy útil en casos de acné.

Se tomarán las cerezas unas cuatro o cinco veces al día, sin beber agua después. Y no se superarán los 3 o 4 días de ayuno con esta monodieta.

III. Una ayudita extra con suplementos y superalimentos

La fuerza vital de una planta cultivada en una tierra rica en minerales, libre de pesticidas y de abonos artificiales, es muy superior a la de las que se cultivan con fertilizantes químicos, se rocían con insecticidas, se recolectan cuando aún no están maduras y se mantienen con vida en cámaras frigoríficas.

Cualquier alimento de los primeros, es decir, los alimentos «normales», son los superalimentos. Y de entre ellos, hay algunos que poseen una potente capacidad intrínseca para favorecer la vida, para ayudar a regenerar el organismo, depurando tejidos, eliminando tóxicos y aumentando, por tanto, su capacidad autoinmune.

El sistema inmune es un mecanismo natural de defensa del organismo. El cuerpo eliminará sus desechos si lo ayudas a activar su sistema inmune natural. La clave es depurar los desechos que se encuentran en tu organismo. Puedes comprobar que necesitas eliminarlos si tu estado físico es de agotamiento, te cuesta recuperarte cuando te cansas, sientes que tienes peor humor o no toleras el alcohol como antes.

Los siguientes superalimentos son una selección básica:

1. **Hierbas de trigo y de cebada, clorofila líquida.** La clorofila es una biomolécula fundamental en la fotosíntesis o proceso por el que las plantas absorben energía a partir de la luz, de acción antioxidante, que ayuda a las células sanguíneas a trasportar el oxígeno por todo el organismo. También disminuye el colesterol y los triglicéridos, y además resulta útil para tratar el estreñimiento.

La mejor fuente de clorofila en la dieta son las hierbas.

La hierba de trigo es una muy buena fuente de clorofila, y ésta es la que le da a las hierbas el poder de regenerar nuestro organismo a nivel molecular, celular y emocional. Además, contiene cantidades elevadas de una sustancia antifúngica y antimicotóxica llamada leatril. Así como más de cien componentes nutritivos que incluyen vitaminas, minerales y oligoelementos. El zumo de la hierba de trigo contiene un 25 % de proteínas, un porcentaje superior al de la carne, el pescado, los huevos o los productos lácteos.

Lo más sencillo es consumirla en polvo mezclando el producto con agua para obtener una bebida verde. Otra opción más elaborada pero deliciosa consiste en diluir 1 cucharadita de hierba de trigo en polvo en un zumo hecho a base de pepino, remolacha y perejil.

También puedes consumirla en las comidas. Puedes preparar una crema fría de primer plato. Para ello dispón en la batidora un aguacate, un pepino pelado, un tomate y un limón sin la piel ni las pepitas. Añade 1 cucharadita de hierba de trigo, sal marina y pimienta negra recién molida. Bate bien y sírvela fresquita.

La hierba de cebada es un alimento complementario obtenido a partir de zumo de cebada fresca. Aporta un alto contenido de vitaminas (A, B, C y E), destaca su cantidad de vitamina C, pues posee siete veces más de esta vitamina que las naranjas. También es rica en minerales (potasio, hierro, cobre, zinc, o manganeso), ácidos grasos esenciales, clorofila, antioxidantes y enzimas (más de 20 diferentes).

Ambas hierbas contienen una gran cantidad de fitoquímicos o sustancias químicas que se encuentran de manera natural en las plantas, que protegen al organismo contra radiaciones, contaminación y otros problemas ambientales.

Son potentes antioxidantes con enormes propiedades antienvejecimiento, que equilibran el pH del plasma sanguíneo. Promueven la función digestiva, mejoran el proceso metabólico, regeneran la flora intestinal y favorecen la absorción de nutrientes vitales.

Su consumo resulta idóneo en casos de colon irritable y colitis ulcerosa. También reducen la presión arterial, por lo que previenen ataques cardíacos y accidentes cerebrovasculares. Detienen la inflamación en las personas que sufren de artritis y otras enfermedades de índole inflamatoria. Disminuyen el colesterol. Son desintoxicantes y limpiadoras. Pueden ayudar al cuerpo a eliminar las células cancerígenas.

Se sugiere su consumo en cuadros de desnutrición, en convalecencias, en situaciones de estrés elevado, debilidad física, para deportistas, ancianos, y por su riqueza en aminoácidos esenciales, hidratos de carbono, grasas polinsaturadas, minerales, especialmente calcio, magnesio y fósforo, y su riqueza vitamínica (vitaminas A, B, C, K, E, D) y en enzimas esenciales, son idóneas para niños y adolescentes en edad de crecimiento. También para las mujeres que están amamantando porque aumentan la secreción láctea.

2. **Levadura nutricional, el sabor a queso que fortalece el sistema nervioso.** La levadura de cerveza es un subproducto de la industria cervecera que proviene de la fermentación de esta bebida. Para dicha fermentación se utilizan granos de trigo o de cebada, que se germinan y dan lugar a la malta. También se emplean flores de lúpulo, que es lo que le da ese sabor amargo a la levadura de cerveza seca.

A la levadura que se comercializa como *desamargada* se le añaden edulcorantes en la última operación de secado. Es un producto demasiado manipulado y nutricionalmente pobre que conviene evitar.

Sin embargo, la levadura nutricional, más conocida por su término anglosajón *nutritional yeast*, es una levadura cultivada en un medio específico para conseguir un producto nutricional puro y altamente nutritivo.

Proviene de una cepa primaria de la levadura *Saccharomyces Cerevasiae* que se cultiva en una mezcla de melazas, bajo condiciones controladas cuidadosamente. La melaza es un producto líquido y espeso derivado de la caña de azúcar y de la remolacha azucarera. Se obtiene del residuo restante en las cubas de extracción de los azúcares. Su aspecto es muy similar al de la miel aunque es de color parduzco muy oscuro, prácticamente negro. El sabor es dulce, ligeramente similar al del regaliz, con un pequeño regusto amargo. Desde un punto de vista nutritivo, presenta un altísimo contenido en hidratos de carbono además de vitaminas del grupo B y abundantes minerales, entre los que destacan hierro, cobre y magnesio.

La levadura nutricional está compuesta por microrganismos muy activos que sintetizan, es decir, hacen propios de tu organismo, vitaminas y aminoácidos de alto valor biológico. Al ser fuente de vitaminas del grupo B, la levadura nutricional fortalece el sistema nervioso y mantiene la vitalidad intelectual. También es un depurativo interno del hígado, otra de las funciones de las vitaminas del grupo B.

Por su sabroso sabor a queso puede consumirse como condimento de ensaladas, espolvoreando 1 cucharada sopera antes de aliñarlas.

3. **Maca, una raíz andina antifatiga.** La maca es una planta nativa de los Andes del Perú. Es un tónico antifatiga, reconstituyente y energetizante. Sus raíces poseen propiedades tan vivas o vitales que el efecto de su consumo es aumentar la fertilidad de quien la toma de manera regular a partir de los 3 meses. Es afrodisiaca y mejora la función eréctil, la cantidad de espermatozoides y su movilidad. También es un potente regulador de las hormonas del sistema reproductor y suaviza los síntomas de la menopausia.

Contiene una alta concentración de nutrientes como proteínas e hidratos de carbono, vitaminas del grupo B, que son las del sistema nervioso; vitamina C, la de la inmunidad; y vitamina E, la vitamina antioxidante por excelencia, que previene el envejecimiento de las células de tu organismo. La maca también es rica en minerales como hierro, calcio, fósforo, potasio, sodio, magnesio y zinc.

Además del suministro de nutrientes esenciales, la maca contiene alcaloides, que son compuestos químicos de las plantas que ayudan a calmar el dolor; taninos, sustancias que disminuyen el riesgo de enfermedades cardíacas porque desobstruyen los vasos sanguíneos; y saponinas, de acción expectorante, diurética, depurativa, tónico-venosa y de disminución del colesterol.

La maca aumenta la claridad mental y aporta un estado de bienestar general porque mejora el sistema inmunitario. Sólo está contraindicada en la hipertensión severa.

Yo consumo 1 cucharadita de maca en polvo a diario, en ayunas, disuelta en medio vaso de agua tibia.

4. **Reishi, un hongo para defenderse del cáncer.** El reishi es el hongo llamado *Ganoderma lucidum*. Es rico en germanio, un mineral que cuando se toma hace que desaparezcan los dolores igual que si se tomara morfina, pero sin que se pierda la conciencia. Por esta razón se utiliza en tratamientos oncológicos.

Algunas investigaciones sobre el cáncer muestran que el germanio mejora el funcionamiento del interferón, unas proteínas producidas naturalmente por nuestro sistema inmunitario como respuesta a agentes patógenos, como virus y células cancerígenas.

El reishi también favorece la acción de las células NK, asesinas naturales o linfocitos T, que destruyen las células tumorales o infectadas por virus induciéndolas al suicidio o apoptosis.

Por esta razón, el reishi recupera la reacción inmune, además es antioxidante, antivírico, depurativo y protector hepático.

Se puede consumir en polvo o en cápsulas.

Yo consumo 1 cucharadita de reishi en polvo a diario, en ayunas, disuelta en medio vaso de agua tibia, junto con otra cucharadita de maca en polvo.

Según menciona Odile Fernández en su libro *Mis recetas anticáncer*, la vitamina C aumenta la asimilación y acción del reishi. Por esta razón, puedes diluir el reishi en polvo en un zumo natural de verduras y frutas, de gran riqueza en vitamina C, consulta el apartado «Exquisitos zumos de verduras y frutas» en esta obra.

Paso 2. Aprende a vegetarianizar tu dieta

I. Qué come un flexivegetariano

La alimentación vegetariana es aquella en la que se consumen alimentos frescos y vitales, que además son de origen vegetal:

- Verduras y hortalizas terrestres o del mar (algas)
- Futas frescas y frutas desecadas
- Frutos secos, semillas y sus aceites
- Cereales y legumbres

Este tipo de vegetarianos se denominan veganos.

Puede ocurrir que un vegano tome algún huevo de gallina criada en libertad y sin contacto con un gallo, en alguna ocasión puntual.

Algunos vegetarianos eligen incluir en su dieta productos lácteos y derivados como yogur, queso, mantequilla, nata, helados… Otros también deciden ingerir huevos y miel, que son subproductos animales: son los ovolactovegetarianos.

Los flexivegetarianos son un tipo de vegetarianos que ocasionalmente consumen algún pescado, marisco y muy raras veces carne. Si eligen algún alimento cárnico suele ser pollo o jamón, muy popular en España.

Los crudiveganos son los vegetarianos que no incluyen derivados animales como lácteos o huevos y que, además, no cocinan los alimentos por encima de los 40 ºC, preservando así sus nutrientes intactos. Los crudiveganos que quieren tomar cereales o legumbres los germinan. En la práctica, hay pocas personas que se clasifiquen al 100 % en cada grupo. Normalmente un crudivegano incluye algo cocinado por encima de los 40 ºC en su alimentación.

Antes que dejarnos llevar por etiquetas y clichés, la clasificación aquí propuesta sólo tiene la intención de clarificar en qué consisten las formas más comunes de alimentación en torno al vegetarianismo.

Todas ellas son opciones positivas para el propio individuo y su entorno. Y esta obra está dedicada a las personas que se alimentan de alguna de estas formas.

Somos aquello en lo que creemos.

[Wayne Dyer]

II. Mitos y errores frecuentes sobre la alimentación

Para que luego no digas que no lo sabías… Los siguientes son los diez principales mitos y errores frecuentes que en nutrición se toman como válidos e incluso como dogmas de fe.

1. **Preocúpate de tomar suficientes proteínas.** El mito más extendido de todos y por eso el primero que menciono. Como te he explicado al principio de esta obra, del 100% de los alimentos que ingieres cada día sólo necesitas que sean ricos en proteínas un máximo del 10%. Las proteínas son moléculas compuestas de pequeños componentes denominados aminoácidos. En realidad, no necesitas exactamente proteínas sino estos pequeños componentes, los aminoácidos, a partir de los cuales formas tus propias proteínas. Pues bien, estos aminoácidos se encuentran en todos los alimentos que ingieres. Si te alimentas de forma variada y en cantidad suficiente, lo normal es que tomes aminoácidos más que suficientes para estar bien nutrido.

2. **Comer pescado es sano.** Lo siento, no lo es. ¿Por qué? Por varias razones. La más fácil de ver es de dónde procede el pescado. ¿Piscifactoría? Ya sabes: antibióticos, piensos, fungicidas, animales hacinados y estresados fuera de su hábitat… ¿Mares y ríos? Animales viviendo en entornos tóxicos… Y, en el mejor de los casos, los animales pequeños que viven poco tiempo en mar abierto, como las sardinas o los boquerones, se cocinan en sal química (las anchoas)

o fritos o a la barbacoa con humo (las sardinas). O se venden en latas de conservas recubiertas de bisfenol A, un carcinógeno demostrado. ¡Todo un tributo a nuestra salud!

3. **La dieta mediterránea es la mejor.** Es la que se seguía en España, sur de Francia, Italia y Grecia. Ya no se sigue y, por tanto, es un autoengaño pensar que los que poblamos el litoral mediterráneo nos alimentamos bien. ¿Por qué ya no se sigue? Por varias razones:

La desnaturalización actual de las materias primas debido a la agricultura industrial, el refinado de los cereales y los aceites y el elevado procesamiento de los alimentos. A esto hay que sumar la influencia de la dieta SAD o Standard American Diet, la Dieta Americana Tipo, debido a la cual se ha aumentado la ingesta de grasa saturada procedente de las carnes procesadas, los lácteos y derivados como el queso y las grasas «trans» que encontramos en los fritos y la bollería.

Ya hemos estudiado lo que ocurre cuando se come de este modo. Desengáñate, hoy día la dieta mediterránea de antaño ya no existe.

4. **Haz un desayuno de rey.** El cuerpo humano necesita descansar de comer. Si cenas mucho y tarde, lo que es bastante habitual, y luego haces un desayuno copioso, ¿dónde está el descanso? Necesitas parar un poco. Recuerda el apartado «Comienza depurando tu organismo» que hace referencia a la depuración y al ayuno como herramientas para desintoxicar el organismo y, por ende, estar más sano y activo.

5. **Toma algo con azúcar cuando te sientas bajo de energía.** El azúcar es un ladrón de energía. Imagínate un encantador de serpientes o un embaucador. Ésta es la forma en que actúa el azúcar. Al principio, te cautiva, pero pasado un tiempo… te sientes mucho peor que antes de tomarla. Ya hemos hablado sobre ella en esta obra. El azúcar no sólo roba tu energía sino que agota tus reservas de minerales alcalinos como calcio o magnesio, desgasta tus riñones y te acerca a la diabetes.

6. **La pasta es sana.** La pasta no es sana. Un cereal integral ecológico que no esté modificado genéticamente es sano. La pasta se fabrica con harina de trigo refinada, de un trigo que ha sido modificado genéticamente para aumentar su molécula proteica, el gluten, lo que hace que la pasta sea más elástica. Es un alimento redefinido y modificado, no es un alimento natural. Además, es un alimento que presenta un elevado índice glucémico. Revisa el apartado «Ganarás años de vida si sabes lo que es el índice glucémico».

7. **Cada día haz cinco comidas.** Recuerda de nuevo el apartado «Comienza depurando tu organismo». Cuanto más comas más cansado estarás. La población de la isla de Okinawa, en Japón, es la más longeva del planeta. Ellos, en lugar de comer hasta que no pueden más, comen sólo tres cuartas partes de su capacidad estomacal, es decir, que se quedan siempre con un poco de hambre. Si haces cinco comidas al día, cada día, te aseguro que no llegarás a sentir esa sensación tan placentera de hambre que ayuda a tu organismo a depurarse.

8. **El yogur es sano.** Cualquier lácteo es un desastre. Ya has leído lo que opino sobre los lácteos en el apartado «La lista negra...». Comer yogur para regenerar flora intestinal no funciona. Es lo que dicen los anuncios de televisión pero no es la realidad. ¿Por qué no? Por muchas razones:

Los lácteos no son buenas opciones porque son subproductos de animales, ya sabes... la leche de una vaca estabulada, alimentada con piensos artificiales no vegetarianos (recordemos que estos animales comen hierba), ordeñada con la máquina ordeñadora, inflada a antibióticos y a hormonas, pero además es leche pasteurizada, es decir, leche sometida a temperaturas tan elevadas que se ha desnaturalizado y ha perdido gran parte de sus nutrientes. Es verdad que el yogur es un producto obtenido mediante la fermentación bacteriana de la leche, un proceso que produce nutrientes importantes como aminoácidos, ácidos grasos esenciales y vitaminas; pero cuando se fabrica yogur

111

y pasa el tiempo, se produce la reducción progresiva de su población bacteriana propia.

Para que las bacterias del yogur propicien una flora intestinal fermentativa ideal para aumentar las condiciones de tu sistema inmune, deberías consumirlo como mucho 72 horas después de su producción... y esto sólo lo puedes controlar si lo has hecho tú.

Recuerda que la leche en todo caso debería ser ecológica, cruda y preferentemente de cabra y no de vaca, ya que las proporciones de nutrientes que se encuentran en la leche de vaca son ideales para nutrir a las vacas, que pesan entre 500 y 600 kilos, es decir, entre 80 y 100 veces más que una persona. Las cabras son más pequeñas y pesan entre 50 y 60 kilos, por tanto los nutrientes de la leche de cabra son más adecuados para animales de menor tamaño, como los humanos.

La leche pasteurizada ha perdido gran parte de sus nutrientes, pero elaborar yogur con leche cruda no lo considero una buena idea, debido a la posible intoxicación con las bacterias de la leche.

Según menciona el Dr. Campbell en *The China Study,* la proteína animal de los productos lácteos contribuye al desarrollo de un medio ácido adecuado para el crecimiento de células cancerosas y tumores. Mucha gente consume yogur a diario porque piensa que es bueno para su salud. La leche con la que se hace el yogur contiene demasiadas hormonas femeninas que se han administrado a las vacas para que aumenten su producción láctea, amén de antibióticos y otros medicamentos, así como restos de pesticidas y abonos químicos procedentes del pienso con el que se las alimenta.

9. **Los hidratos de carbono engordan.** ¿Conoces algún macrobiótico? Un macrobiótico es una persona que se alimenta principalmente de hidratos de carbono, pero de los de verdad, es decir, cereales integrales de procedencia ecológica, como el arroz integral o las judías azuki. Cada día consumen un 60-70 % de hidratos de carbono, el resto son verduras y un escaso 5 % de proteína animal procedente del pescado, si es que no son vegetarianos, porque la mayoría

sí lo son. No toman lácteos ni huevos. No conozco a ningún macrobiótico con sobrepeso.

Lo que engorda es comer de más, comer sin hambre o comer mal; comer mucha azúcar que puede provenir del pan blanco, de la pasta refinada, del azúcar blanco y de todos los productos que se elaboran con ella y con las harinas blancas, como la bollería industrial y las galletas, también del alcohol, de los refrescos, de los zumos embotellados... o comer mucha grasa saturada, que se encuentra en el embutido, la leche, la mantequilla o los quesos.

10. **El aguacate y los frutos secos tienen mucha grasa, luego engordan.** El aguacate es un alimento rico en ácidos grasos saturados y los frutos secos también. A la vez, son ricos en vitamina E y fibra. Dejar de comerlos y seguir consumiendo leche, yogur, queso, pavo, pollo, embutido, paté o carne de cualquier tipo es un error. Olvídate de que el filete con ensalada adelgaza, porque, aunque pueda ser cierto, adelgazarás mucho más si sustituyes el filete por aguacate o por frutos secos y, a la vez, estarás mucho mejor nutrido: obtendrás proteínas más sanas, fibra, ácidos grasos insaturados sin colesterol, y nada de hormonas, antibióticos o restos de piensos artificiales.

Recuerda que, además, estarás contribuyendo a la salud del planeta y de los animales que no se sacrifican.

Ser sabio es el arte
de saber qué pasar por alto.

[William James]

Quien carece de valentía
encuentra siempre
una filosofía que lo justifica.

[Albert Camus]

III. Diez ladrones de salud y bienestar

A estas alturas, seguro que sabes citarlos tú mismo. Que te sirva de resumen.

1. **El azúcar**
2. **El embutido**
3. **Los lácteos y sus derivados,** como nata, queso, yogur, mantequilla o helado
4. **Los cereales refinados,** en especial el trigo blanco refinado y todos los productos que se hacen con él
5. **La carne,** ya sea de res o de ave
6. **Los alimentos que contienen grasas hidrogenadas o parcialmente hidrogenadas,** es decir grasas «trans»
7. **El alcohol**
8. **Los zumos envasados y las bebidas azucaradas y carbonatadas**
9. **Los alimentos envasados en plástico o latas**

10. Los alimentos fritos, especialmente cuando se emplean aceites refinados y reutilizados

¿Cuántos de ellos siguen todavía formando parte de tu alimentación diaria?

Yo siempre me pongo a dieta,
igual que todas las semanas dejo de fumar.

[Umberto Eco]

Paso 3. Determina ahora tu objetivo nutricional

I. Por qué las dietas no funcionan y qué puedes hacer en lugar de dieta

Según el diccionario, la palabra «dieta», significa «abstención total o parcial de alimento», es decir, que la dieta se relaciona con la privación, la negación y la escasez. ¿Se puede vivir así mucho tiempo?

Hay una ley natural que siempre se cumple que dice: «A lo que te resistes, persiste».

Según esta ley, si adoptas una nueva forma de alimentarte bajo la sensación de restricción o privación, sentirás una rebeldía interior que te impulsará a volver a comer lo que te has prohibido.

Ésta es la razón por la que las dietas no funcionan.

Sin embargo, cuando te aproximas hacia tu objetivo con el ánimo de hacer elecciones maravillosas y positivas para tu nuevo estilo de vida, si sientes que no te estás negando nada que te beneficie, ¿por qué habrías de tener deseos por algo?

Lo que comes es lo que has elegido comer. Se trata de estudiar cuál es la motivación que subyace en las propias elecciones dietéticas y saber cómo dirigir tus actos hacia donde quieres ir.

Las dietas no funcionan porque además se centran en aspectos aislados de la nutrición, como en la restricción de los hidratos o en contar calorías, lo que supone una visión fragmentada de la alimentación.

Solemos hacer dieta con la idea de conseguir un peso determinado o mejorar unos valores en analítica, para luego dejarlas. Pero la comida es para vivir, no para perder peso o conseguir cualquier otro propósito. De este modo estaríamos tratando un síntoma (sobrepeso o colesterol, por ejemplo) y no la causa de lo que nos pasa (elecciones dietéticas erróneas motivadas por razones no adecuadas).

No se trata de seguir una dieta en la que haga falta fuerza de voluntad. Se trata de mantener motivación y disposición al cambio de hábitos que te has diseñado, porque quieres, porque comprendes que te beneficia y porque disfrutas con ellos. Te centras en el proceso y no en el resultado, que es una consecuencia, pero no un fin.

II. Psicomagia para liberarte de hacer dieta

La psicomagia consiste en la realización de actos curativos que afectan directamente al inconsciente. Ahora mismo quedas liberado de la obligación de hacer dieta, si es lo que sientes que necesitas. Para ello te propongo hacer un acto de psicomagia.

Haz una lista de las diez cosas en las que no quieres caer nunca más. Pueden ser comportamientos, hábitos o incluso relaciones. Por ejemplo, no quiero caer nunca más en:

– Decir que sí cuando quiero decir que no.
– Comer cuando no tengo hambre de comida.
– Beber café negro con azúcar según me levanto.
– Pasar tiempo con personas que drenan mi energía.

Después, ve a tu armario y selecciona diez prendas de vestir que no uses y de las que te vendría bien deshacerte. Tira una prenda al suelo con todas tus fuerzas para cada uno de los diez ítems de la lista, mientras repites en voz alta:

«¡No quiero nunca más decir que sí cuando quiero decir que no!»

¡Y tiras la prenda con fuerza al suelo!

Así con las diez prendas y las diez cosas en que no quieres caer nunca más.

A continuación, recogerás la pila de ropa y la donarás o la meterás en el cubo de la basura o –si te es posible– puedes quemarla, imaginando con fuerza que con cada prenda que tiras o quemas te desprendes de cada uno de los patrones de comportamiento en los que no quieres caer nunca más, porque ya no te sirven.

Ahora estás más próximo a amarte a ti mismo. Esta ceremonia te preparará para los rápidos avances que seguirás incorporando a tu vida.

Después coge la lista anterior, cambia cada frase a positivo y enúnciala en presente. Por ejemplo, recuerda la lista de la página anterior, de esta manera quedaría así:

A partir de ahora:

– Digo que sí sólo cuando quiero decir que sí.
– Como cuando tengo hambre de comida.
– Tomaré zumo de verduras y frutas para desayunar.
– Pasaré tiempo con personas que potencien mi energía.

Hazte tarjetitas con estos eslóganes y colócalos en lugares visibles para tenerlos presentes. Con el fin de incorporar cambios prácticos en tu vida, necesitas frases positivas y en presente.

Pregúntate, ¿qué es lo que de verdad me hace feliz y llena mi vida de amor, luz y creatividad?

Y una vez que tengas la respuesta... ¿puedes responderme a esta nueva pregunta?:
¿Cuánta energía le dedicas a todo esto?
Muéstrame tu agenda y te diré qué es lo que priorizas en tu vida.

*La ciencia sola no es capaz
de responder todas las preguntas y,
pese a su desarrollo, jamás lo será.*

[Claude Lévi Strauss]

III. Las respuestas al problema del peso ideal las tiene la antropología

No hace tanto que teníamos que correr delante o detrás de fieros animales para salvar la vida o para alimentarnos. Y el sobrepeso no era una ayuda. Los humanos que presentan obesidad son los que no necesitan correr para asaltar una presa o para no ser depredados. Hoy en día ninguno necesitamos correr para comer, por eso, potencialmente, todos podemos ser obesos. Sin embargo, no ha trascurrido tanto tiempo en la evolución de la especie como para que el organismo se haya adaptado a la experiencia actual de superabundancia.

Para colmo, el nerviosismo emocional que sienten las personas por el estrés de la vida moderna hace que coman con ansia. Esta desazón trasmite al cerebro la idea de escasez, «come rápido no te vayas a quedar sin ello». El cuerpo interpreta esta situación como una vivencia de peligro y decide disminuir el metabolismo para acumular reservas por si acaso te quedas sin alimentos.

Por esta razón, tanto el ejercicio como comer despacio y en calma son dos hábitos que contribuyen a que se mantenga un peso acorde con el ideal de cada persona. Cuando corres, activas el metabolismo, y cuando comes despacio, trasmites una sensación de serenidad y abundancia al organismo.

El estrés, del mismo modo, bloquea la pérdida de peso. La paz y la despreocupación son las herramientas que te ayudan a conseguir tus propósitos nutricionales.

Paso 4. Pasa a la acción hoy

Nuestros miedos
no evitan la muerte,
frenan la vida.

[Elisabeth Kübler-Ross]

I. Tu propio estilo de transición

A partir de llevar un registro de alimentación semanal, en el que escribas inmediatamente después de cada comida lo que comes, cada día, durante una semana, puedes saber sin equivocarte cómo es tu alimentación en este momento.

Para establecer la estrategia que te garantizará alcanzar tu meta con comodidad y sin riesgos para la salud, es necesario saber de dónde partes y a dónde quieres llegar.

Disfruta de tu recorrido mientras sigues tu camino y no te desanimes intentando cambiar demasiadas cosas con excesiva rapidez.

La naturaleza se trasforma de manera progresiva. Por ejemplo entre las estaciones del año más extremas, el verano y el invierno, encontramos épocas templadas como son la primavera y el otoño.

REGISTRO DE ALIMENTACIÓN SEMANAL

	LUNES	MARTES	MIÉRCOLES	JUEVES	VIERNES	SÁBADO	DOMINGO
AYUNAS							
DESAYUNO							
MEDIA MAÑANA							
COMIDA							
MERIENDA							
CENA							
RECENA							

A nuestro organismo le concierne lo mismo en sus cambios. Necesita una adaptación progresiva. Las leyes de la naturaleza no se pueden modificar. Que haya personas que han conseguido con éxito un cambio radical en su alimentación no significa que sea recomendable. Si la fuente principal de proteína es la dieta animal, el cuerpo humano necesita adaptarse para alimentarse de aminoácidos vegetales.

Un cambio rápido y mal planificado es la razón por la que no se consiguen los resultados. No obstante, aun siendo progresiva, la transición produce efectos en el organismo.

Síntomas del cambio de alimentación

- Proceso de desintoxicación con granitos, lengua blanca, pérdida de peso, posibles apetencias de alimentos procesados, refinados, fritos o azucarados, sueños con comida…
- Aumento de la alegría de vivir.

Adaptación a la transición en diez pasos

Una vez que ya has determinado tus objetivos dietéticos, dónde estás y a dónde quieres llegar, puede resultarte útil hacer la adaptación a la transición en diez pasos.

DÍA 1. Idealmente viernes. Consume una gran ensalada de hortalizas crudas; evita estimulantes (café y té) o sedantes (azúcar y alcohol); y evita tomar alimentos preparados con harinas refinadas.

DÍAS 2 y 3. Idealmente sábado y domingo. Realiza una monodieta depurativa: elige un solo tipo de fruta y consúmela durante todo el día, como manzanas, uvas, piña, papaya, sandía o cerezas.

DÍAS 4 al 8. Idealmente de lunes a viernes. Sigue una alimentación tipo como se indica más adelante en esta obra.

DÍAS 9 y 10. Si es posible en sábado y domingo. Ajusta los alimentos que incluyes en la dieta hasta llegar a tu estilo personal.

¿Cuál es mi estilo personal?

Si quieres sentirte bien, puedes comenzar mejorando tu alimentación de cualquiera de las siguientes maneras e ir añadiendo las demás a medida que te sientes seguro uno vez hayas integrado tus nuevos hábitos:

1. **Minimizando los dulces.** El azúcar es un veneno y debe ser eliminado de la dieta. Hay otros alimentos dulces como algunas frutas (mango, chirimoya, uvas, brevas...) o la fruta desecada (dátiles, pasas, higos...) cuyo consumo debe ser moderado. Si deseas tomar algo dulce, puedes tomar un dátil entre horas o una pieza de fruta, nunca de postre si quieres evitar que se complique la digestión. Evita también los postres elaborados con harina refinada, azúcar blanco y lácteos especialmente después de comer, son el broche final de una comida y, de ellos, depende que ésta sea apropiada o que la eches a perder.

2. **Diciendo adiós a la carne.** A partir de hoy deja de comer carne, en todas sus formas. La carne de res o de ave es carne igual, que el pollo sea mejor que la ternera está por ver. ¿Mejor en qué? Ambos consumen piensos sintéticos no vegetarianos, ambos animales están hacinados y comen y viven sobre sus propios excrementos, ambos son medicados con antibióticos y crecen artificialmente con hormonas... Aunque la carne de cordero y de cerdo contiene más grasa saturada que la de pollo o pavo, su contenido en colesterol es muy similar. La carne de cordero presenta 77 miligramos de colesterol por cada 100 gramos mientras que la carne de pollo, entre 80 y 100 miligramos, igual que la de la ternera. El queso curado contiene 120 miligramos de colesterol y los huevos tienen un contenido en colesterol de 270 miligramos por 100 gramos, es decir, muy superior al contenido en colesterol de las carnes.

Y para qué hablar del embutido: imagina qué se puede hacer con los trozos de carne defectuosos que no se pueden vender. ¡Exacto! Se trituran y se hace con ellos el embutido, añadiendo colorantes y potenciadores del sabor. Pero, claro, hay que evitar que se estropeen, así que se mezclan con conservantes de probado efecto cancerígeno: los nitritos, los nitratos y el polifosfato de sodio. El peor producto animal para la salud es el embutido. Elimínalo de tu dieta hoy o al menos limita extremadamente su consumo, pues no sólo lleva todas las desventajas de los productos cárnicos (hormonas, ausencia de fibra, grasa saturada, exceso de sal refinada), sino que además en el proceso de manufacturado se le añaden todos estos aditivos con efectos cancerígenos probados:

Nitritos. Evitan la putrefacción de las carnes curadas y embutidos, y destruyen las esporas causantes del botulismo, una intoxicación producida por la toxina botulínica, una neurotoxina bacteriana procedente de la bacteria *Clostridium botulinum*. Es una de las sustancias más tóxicas conocidas, de manera que es posible que con tan sólo probar el alimento contaminado se produzcan graves intoxicaciones que pueden conducir incluso a la muerte. Entre los alimentos más expuestos al botulismo están las carnes o pescados crudos conservados mediante procesos de salado o ahumado deficientes. El efecto de los nitritos es antiséptico y mejora del sabor y color. Asimismo favorecen la formación de sustancias cancerígenas, como las nitrosaminas. El dilema está en elegir entre el riesgo de botulismo o cáncer.

Nitratos. Complemento de los nitritos. Usados junto a azúcar (como en el jamón) pueden inducir a la formación de compuestos químicos llamados nitrosaminas, de acción cancerígena.

Polifosfato de sodio. Hace que la carne retenga agua y quede más jugosa y tierna. Se emplea sobre todo en el jamón dulce y las salchichas. Aún no se conocen bien sus efectos tóxicos.

3. **¿Leche, yogur y queso? ¡No, gracias!** Todos lo productos lácteos, el azúcar, el embutido y las harinas refinadas son los principales venenos de la dieta. Comienza eliminando la leche y verás que a partir de ahí es más sencillo ir eliminando poco a poco otros lácteos como la mantequilla, el yogur y el helado, para terminar minimizando o eliminando el consumo de queso. Es sencillo sustituir la leche animal por leches vegetales. En cualquier caso, evita la leche de soja. Según menciona Odile Fernández en su libro *Mis recetas anticáncer*, la leche de soja se obtiene remojando la soja, haciéndola puré, filtrándola, hirviéndola, colando su líquido y finalizando con otro hervor. ¿Crees que después de todo este proceso la leche de soja es un alimento con vida?

4. **Vetando la harina refinada de trigo.** Sé que este paso puede resultar complicado porque en cualquier restaurante encontrarás pan blanco de trigo y pasta italiana hecha con harina de trigo refinada. Los postres también. Sin embargo, cuando comas en la calle puedes prescindir de tomar pan y postre. A medida que repitas este comportamiento de evitación, se convertirá en un hábito. En casa es más sencillo: llena tu despensa sólo con productos integrales y si están preparados a base de otros cereales diferentes al trigo, pues mejor. Esto incluye el pan, la pasta italiana, las galletas, los bizcochos y la bollería.

5. **Sustituyendo la carne por cereales integrales y verdura, no por pescado.** Muchas personas disminuyen su consumo de carne a costa de aumentar su consumo de pescado. El problema es que el pescado no es seguro. Lo primero es que, si el pescado es salvaje, no sabemos si proviene de mares, ríos o lagos no contaminados. El mercurio presente en el atún y el pez espada hacen de su consumo un riesgo elevado, sobre todo para embarazadas y niños.

Si el pescado es de piscifactoría, ni te plantees su consumo. Los peces planos suelen ser de piscifactoría, como el gallo, el lenguado o el rodaballo, porque debido a su morfología plana, caben mejor hacinados en las piscinas donde se crían. Viven en condiciones nefastas, se les alimenta con piensos y son tratados con hormonas y antibióticos como los animales estabulados en tierra. Al fin y al cabo son lo mismo, animales estabulados, aunque estén en piscinas. Si te preocupa el consumo de omega-3, puedes consumir ocasionalmente peces pequeños como la sardina o la caballa. También la anchoa si está salada con sal marina y no con sal de mesa química. En este caso evita los peces enlatados, en el siguiente punto se explica por qué. La mejor opción es consumir omega-3 procedente de fuentes vegetales, como las semillas de lino o de chía. Consume 1 cucharada sopera de cada una de ellas al día, recién molidas. La asimilación del omega-3 que procede de fuentes vegetales dependerá del buen estado de tu sistema digestivo. Si sigues la dieta flexivegetariana que se propone en esta obra, no tienes que preocuparte por ello.

6. **¡Que no te den la lata!** Un alimento envasado en una lata es un alimento muerto. Además, las latas pueden estar recubiertas de una sustancia cancerígena denominada bisfenol A o BPA. Ya has aprendido qué alimentos elegir, elimina las latas y demás alimentos envasados como las salsas de supermercado. Son alimentos sin vida que contienen una serie de sustancias para su conservación que sólo te aportan toxemia orgánica. Come todo aquello que tu bisabuela pudiera reconocer, alimentos frescos y puros. Y si alguna vez te ves en la necesidad de consumir algo envasado, que lo esté en un tarro de cristal y que su conservante sea únicamente sal marina; nada de E-xxx.

7. **Mando los refrescos a tomar el fresco.** Para empezar vienen envasados en latas o en botellas de plástico, es decir, que pueden estar recubiertos de bisfenol A. Para seguir, contienen azúcar y burbujas, ambos dos potentes acidificantes del pH del plasma sanguíneo. Aparte de que pueden funcionar como estimulantes por su contenido en azúcar y cafeína, ¿piensas que te aportan algo más? Cuando salgas a tomar algo consume agua mineral, mosto, zumo de tomate, zumo de naranja natural, té verde o vino tinto. Olvídate de las bur-

bujas y de las bebidas artificiales. Convierte el acto de pedir uno de estos sustitutos en un hábito, de este modo, cuando te pregunte el camarero te saldrá la respuesta de manera automática.

8. **Modificando el desayuno.** Éste puede ser uno de los mayores cambios y a la vez de los más simbólicos, dado que es la manera en que comienzas el día. Si deseas depurar tus células a través de hacer un «Ayuno fácil para principiantes» como el que propongo en el apartado «Comienza depurando tu organismo», lo ideal es desayunar un zumo de verduras y frutas cuya receta también encontrarás en el apartado «Exquisitos zumos de verduras y frutas» en esta obra.

Si deseas hacer un desayuno más contundente, consulta la sección «Desayunos para una nutrición celular plena» donde hallarás múltiples y variadas propuestas. Desayunar café con leche y azúcar, tostadas de pan blanco con mermelada, galletas hechas con harina refinada y azúcar o cereales refinados con leche es una forma nefasta de comenzar el día. Curiosamente el mismo desayuno que toman los enfermos en los hospitales: un drama.

9. **Modificando los porcentajes.** Debes ir mejorando cada comida para flexivegetarianizar tu alimentación tal y como te propongo y llegar al porcentaje de equilibrio que cumple la regla del 80-20 %. Si el 80 % de los alimentos que tomas habitualmente son sanos y ocasionalmente ingieres alguno que no lo es, las posibles consecuencias negativas de su ingesta serán fácilmente neutralizadas por tu organismo. Esto ocurre si los alimentos no adecuados no superan el 20 % de lo que ingieres en total en un día.

10. **Aumentando el crudo.** De entre todos los alimentos sanos de tu dieta, que al menos han de ser el 80 %, toma un mínimo de un 50 % de ellos en su forma cruda. Idealmente un 70 %. Ten en cuenta que tu organismo está compuesto de un 70 % de

agua, el componente principal de los alimentos crudos. Cuanta más agua incorpores directamente de los alimentos, menos necesitas beber. Por tanto te ahorrarás el consumo de aguas cloradas, fluoradas, con restos de metales, químicos, farmacéuticos, o envasadas en plásticos recubiertos de bisfenol A.

II. Cómo comer en el día a día

Recurre a estas diez ideas Morenini a la hora de elegir cómo comer cada día:

1. **Toma más de un 80 % de alimentos vegetales** cada día y que éstos sean alimentos vivos.

2. De entre estos alimentos, **consume más de la mitad crudos:** verduras, hortalizas, frutas, semillas, frutos secos, algas y germinados.

3. **Evita completamente la carne,** tanto la roja (cordero, ternera, cerdo) como la de ave (pollo, pavo o pato).

4. **Limita o evita tu consumo de productos lácteos y derivados.** Consume ocasionalmente (en tu cumpleaños, cuando salgas a cenar fuera, en Navidad…) y mejor aquellos elaborados con leche de cabra cruda y ecológica.

5. **Reduce tu consumo de huevos** y opta siempre por huevos de gallinas criadas en libertad y que no estén alimentadas con piensos.

6. **Elimina completamente los alimentos refinados** como el azúcar y las harinas blancas.

7. **Come cereales integrales** como el arroz integral o pseudocereales como la quinoa.

8. **Elimina los estimulantes** como el café, el té negro, la nicotina, el alcohol y la sal de mesa común.

9. **Añade superalimentos a tu día a día** (consulta la sección «Una ayudita extra con suplementos y superalimentos» en esta obra).

10. **Permite que trascurran al menos 3 horas** desde la cena hasta la hora de acostarte.

En todas las actividades es saludable,
de vez en cuando,
poner un signo de interrogación
sobre aquellas cosas
que por mucho tiempo
se han dado como seguras.

[Bertrand Russell]

III. Desayunos para una nutrición celular plena

Olvida el mito de que hay que desayunar como un rey, que debe ser la comida más fuerte del día. Tenerlo claro es especialmente importante para ti si cenas tarde y mucho.

En este caso, podría irte bien tomar un té verde o rojo, o un vaso de agua caliente con limón y miel, una infusión, un café de cereales como la malta con leche vegetal (de arroz, de avena, de almendras, de avellanas..., una fruta ligera, como un kiwi o una ciruela seca que habrás puesto en remojo la noche anterior (bebe también el agua del remojado); y esperar un par de horas o tres antes de comer nada más.

Esto también es útil para ti si haces ejercicio por la mañana (yoga, meditación, natación, correr) y desayunas más abundante después.

Si quieres desayunar zumo, puedes prepararte un zumo de granada o un zumo de naranja, pomelo o mandarina con pulpa, es decir, batiendo la fruta, no exprimiéndola. La idea de tomar los zumos con pulpa se fundamenta en evitar que el azúcar de la fruta produzca un pico de glucemia en sangre, si se ingiere separada de la fibra. Consulta más adelante las recetas de zumos.

También puedes desayunar un batido de frutas y verduras crudas. Aunque el color es verde, el sabor es deliciosamente dulce. Constituyen una forma sencilla de ingerir enzimas, minerales, vitaminas, clorofila, fibra e incluso proteínas. Consulta más adelante las recetas de batidos de verduras.

Ingredientes en la despensa para un desayuno sano

Cereales integrales. Arroz integral, copos de avena, copos de centeno, copos de maíz no transgénico, pan integral de centeno o espelta.

Leche vegetal que no sea de soja. La puedes adquirir en polvo. Así no se estropea y no estás obligado a beberte tú solo todo el tetrabrick si no hay nadie más en la familia que la tome. La leche de vaca no es aconsejable. No es verdad que contenga tanto calcio como dicen los anuncios de la televisión. Además, contiene demasiadas grasas y está perjudicada por la cantidad de antibióticos que se administran a las vacas, para curar la mastitis crónica que sufren, derivada de estar enganchadas a la máquina ordeñadora durante todo el día.

Frutos secos crudos. Almendras, avellanas, nueces… también se pueden comprar triturados en forma de pasta, lo que yo llamo en esta obra «pastas de frutos secos».

Semillas oleaginosas. De calabaza, de girasol, de sésamo (en semillas o triturados en forma de pasta, como el tahini), de lino, de chía, de amapola…

Aceite de oliva y aceite de lino virgen de primera presión en frío.

Endulzantes sanos como fruta desecada: dátiles, ciruelas secas, orejones, arándanos, y también sirope de ágave, sirope de arce, stevia, xilitol o azúcar de coco, evitando siempre la sacarina o el azúcar blanco.

Infusiones de poleo, manzanilla, también pueden ser las más comunes o las más exóticas, como el té bancha. Todas tienen su beneficio. Evita el té negro porque inhibe la absorción del hierro.

Fruta de la estación.

Superalimentos como maca, reishi, hierba de trigo o de cebada y levadura nutricional. De esto se ha hablado con detalle en el capítulo «Una ayudita extra con suplementos y superalimentos» de esta obra.

Ejemplo de desayuno para una persona que cena tarde y mucho

Un vaso de agua con hierba de trigo y de cebada. Y, además, uno de los siguientes: té verde o rojo, un vaso de agua caliente con limón, una infusión de hierbas o un café de cereales con leche vegetal y stevia o sirope de ágave para endulzar.

Si deseas comer algo más, toma un kiwi o una ciruela seca que hayas dejado previamente en remojo la noche anterior, bebe el agua y cómete la ciruela.

Ejemplo de desayuno para una persona que cena poco y temprano

Puedes tomar un gran vaso de un batido hecho con frutas y verduras (consulta las recetas de batidos más adelante). También llevártelo en un tarro de cristal o de acero inoxidable, nunca de plástico, allá donde vayas. Te lo podrás ir bebiendo a lo largo de la mañana.

¿Sabes quién era la Dra. Kousmine?

Esta doctora instaló un laboratorio en su apartamento en los años cuarenta. Durante 17 años estudió una especie de rata que desarrollaba cáncer mamario en un 90% de casos. Las alimentaba con pan blanco seco, trigo integral, zanahorias crudas y levadura de cerveza, porque no podía permitirse los comprimidos nutritivos habituales para las ratas de laboratorio.

Es decir, mezclaba una alimentación natural con otra desvitalizada, como el pan blanco. La proporción de tumores descendió al 50%, y pudo comprobar que eran los alimentos crudos y naturales los que disminuyeron de forma tan importante el índice de tumores.

La Dra. Kousmine diseñó un desayuno rico en nutrientes, cuya receta versionada trascribo a continuación. Es un desayuno ideal para todo aquel que cene ligero y que sienta mucha hambre por la mañana. También es idóneo para las personas que no toman nada a media mañana y pasan muchas horas sin comer desde que desayunan hasta la hora de la comida del mediodía. Te aporta todos los nutrientes que necesitas (proteínas, alimentos vivos y omega-3), y por esta razón el organismo estará saciado de nutrientes y no sentirás hambre hasta la hora de la comida. Sin embargo, no sentirás pesadez.

Versión Morenini sin lácteos de la Crema Budwig de la Dra. Kousmine

Ingredientes:

Elige uno de cada grupo, alternando cada día.

- 2 cucharaditas de cereales crudos y recién molidos: avena, mijo o arroz integral.
- 2 cucharaditas de frutos secos crudos: almendras, nueces, macadamias, pecanas, o avellanas...
- 2 cucharaditas de semillas crudas y recién molidas: sésamo, girasol, piñones, nueces, pipas de calabaza, almendras o avellanas.
- 3 cucharaditas de pasta o crema de almendras crudas no azucarada.
- 2 cucharaditas, una de lino recién molido y otra de semillas chía.
- El zumo de medio limón.

- Para endulzar utiliza 1 cucharada de uvas pasas remojadas (sin semilla), medio plátano, 2 higos secos remojados, 3 ciruelas pasas remojadas o un chorrito de sirope de ágave.
- 1 cucharadita de maca, reishi en polvo o hierba de trigo, todos ellos son superalimentos de los que hablamos en el capítulo «Una ayudita extra con suplementos y superalimentos».
- Entre 100 y 200 gramos de fruta de temporada.
- También puedes añadir especias como canela, vainilla en polvo, nuez moscada...
- Si lo deseas, acompaña la crema con una taza de té verde o una infusión de hierbas.

Preparación tradicional

1) Primero muele los cereales con un molinillo de café o molino de cereales en frío.
2) A continuación añade los demás ingredientes, excepto la fruta de temporada.
3) Tritura bien hasta formar una pasta, si lo necesitas puedes añadir un poco de agua caliente.
4) Pica la fruta al gusto y mézclala con la crema.

Desayunos Morenini para una nutrición celular plena

1. **Desayuno rico en omega-3.** Llena un cuenco de desayuno con leche vegetal de almendras o avellanas. Añade un tercio de semillas chía de la cantidad que has añadido de leche vegetal y remueve bien. Agrega una pizca de sal marina, vainilla en polvo y canela. Déjalo reposar toda la noche o un mínimo de 2 horas. En el momento de consumir, añade frutos rojos como frambuesas, moras o arándanos y endulza con sirope de ágave.
2. **Desayuno rico en enzimas digestivas.** Pica media papaya grande en dados y disponla en un cuenco. Consúmela en el momento o llévatela en un recipiente de cristal allá donde vayas.

3. Desayuno rico en antioxidantes. Remoja un puñado de uvas pasas y bayas de goji en agua caliente. Déjalo reposar toda la noche o un mínimo de 2 horas. En el momento de consumir, añade frutos rojos como frambuesas, moras o arándanos, 1 cucharada sopera de pasta de sésamo o tahini, 3 cucharadas soperas de avena en copos, sirope de ágave y canela en polvo.

La mente siempre tiene razón,
mientras que
el apetito y la imaginación
pueden equivocarse.

[ARISTÓTELES]

IV. Qué tomar a media mañana y a media tarde

Si pasan muchas horas desde el desayuno hasta el almuerzo, te puede sentar bien tomar algo consistente a media mañana. Consistente no significa exagerado. Hablo de algo moderado, pero lo suficientemente equilibrado como para amortiguar el hambre hasta la hora del almuerzo.

Dependiendo de si has cenado mucho o poco, tu desayuno habrá sido más o menos abundante.

Si tu desayuno ha sido abundante, no es necesario tomar nada a media mañana, o puedes tomar algo ligero, como una infusión o una pieza de fruta. Otra idea es tomar frutos secos crudos como nueces, avellanas o almendras. La fruta desecada es una buena alternativa: orejones, dátiles, ciruelas secas o pasas.

Si a media mañana te apetece mucho comer algo dulce, puedes hacerte unas trufas triturando con un buen robot de cocina la misma cantidad de dátiles deshuesados que de nueces crudas, y formando bolitas con la masa resultante. Salen exquisitas y son fuente de nutrientes y fibra.

Si tu desayuno ha sido muy ligero porque has cenado mucho y tarde, entonces a media mañana es interesante elegir una de las siguientes propuestas, sobre todo para evitar llegar con mucha hambre a la hora de comer y hacerlo de forma desordenada, picoteando de aquí y de allí, o comiendo en exceso.

Además de los batidos sin lácteos o la versión de la crema Budwig de la Dra. Kousmine propuesta en el capítulo anterior, cualquiera de los siguientes puede constituir una buena opción.

1. **Si te apetece algo salado,** es el momento de tomar pan integral de centeno, con aceite de oliva virgen de primera presión en frío y levadura nutricional o con rodajas de tomate natural, sal marina y orégano seco. También pan integral con pasta o crema de sésamo natural (tahini) y ajo picado. Los días en que hace mucho frío, puedes añadir jengibre fresco muy bien troceado.

2. **Puedes prepararte un paté de frutos secos crudos** mezclando la mitad de agua que de frutos secos con cebolla, apio y ajo al gusto, y algunas hierbas como perejil, albahaca, orégano... Cómelo con crudités como barquitas de apio o endibias, bastones de zanahoria, de pepino o de calabacín crudo. También puedes preparar hummus triturando garbanzos o lentejas ya cocidos con pasta de sésamo, zumo de limón, aceite de oliva, ajo, sal marina y agua. O hummus de pimiento rojo triturando un pimiento rojo con pasta de sésamo, aceite de oliva, zumo de limón y sal marina. Acompáñalo también de crudités.

3. **Algunos sándwiches** son muy sencillos de preparar y resultan un tentempié espectacular.

Por ejemplo, un sándwich hecho con lechuga, tomate, pepino, aguacate, sal marina, pimienta y un chorrito de aceite de oliva. Otro, preparado con pasta de aceitunas negras, hojas verdes variadas, nueces y bayas de goji. Otra idea es preparar un paté de alcachofas, triturando alcachofas cocidas con tomate seco, almendras o piñones, zumo de limón y un chorrito de aceite de oliva; y rellenar con esto un sándwich. Puedes preparar un paté de lentejas, triturando lentejas cocidas ya salpimentadas, con cebolla y un chorrito de aceite de oliva y limón, y rellenar un sándwich con hojas verdes, el paté de lentejas, tomate natural y pepino en rodajas.

4. **Si te apetece algo dulce,** aparte de la Crema Budwig o de los batidos sin lácteos, puedes untar tahini sobre rodajas de manzana, endulzar con sirope de ágave y condimentar con canela y vainilla en polvo.

5. **Los cereales integrales** (arroz inflado, copos de avena, copos de centeno) son otra solución. Puedes tomarlos con leche de almendras y sirope de ágave. Una receta sencilla consiste en mezclar avena en copos con manzana en dados, uvas pasas y leche vegetal de almendras.

6. **Hay personas a las que les gusta tomar infusiones** durante todo el día. Si, por ejemplo tienes tendencia a la retención de líquidos, puedes elegir una infusión con plantas diuréticas, como la cola de caballo, la ortiga o el espárrago. Estarás ayudando al organismo y aportando una serie de nutrientes que te ayudarán a llegar a la hora de la comida con más calma y serenidad, con el estómago preparado sin estar tantas horas en ayunas.

7. **En invierno, puedes tomar caldo vegetal.** Si quieres lo puedes hacer en casa, con apio, puerro y col, y aliñar con zumo de limón. Si para ti esto es muy complicado, cómpralo en tetrabrick, en algún herbolario o tienda ecológica, donde sepas que no se añaden aditivos ni conservantes innecesarios al caldo. Puedes condimentarlo con miso.

La sociedad está dividida en dos grandes clases:
la de los que tienen más comida que apetito y
la de los que tienen más apetito que comida.

[CHAMFORT]

V. Almuerza con lo que ya sabes

La comida ha de ser rápida y fácil de preparar. Además energética, pues aún queda toda la tarde por delante; pero no tienes que comer de más. Por tanto: sencilla, práctica, ligera, energética, elegante…

Los ingredientes de base que debes tener en tu despensa para cocinar a mediodía son:

Alimentos reyes, que constituirán un máximo del 25 % del total de la comida: cereales como arroz integral, arroz rojo, quinoa, mijo, etcétera. Evita la pasta y el pan de trigo, así como comer con pan, aunque sea de centeno, pues estarías juntando dos reyes. Y también legumbres como lentejas, lentejas rojas, garbanzos, judías azuki, tempeh… Elige sólo uno de ellos o en todo caso ninguno.

Alimentos siervos que constituirán un 75 % como mínimo del total de la comida: vegetales de hojas verdes como espinacas, acelgas, grelos, berza, col crespa, lechugas de todo tipo, rúcula, canónigos, berros, hoja del apio, endibias, perejil, cilantro, hoja de la coliflor… Verduras terrestres como brócoli, coliflor, repollo, col, coles de Bruselas, hinojo, calabaza, puerro, apio, alcachofas, espárragos… verduras del mar como las algas; germinados de alfalfa, de cebolla, de brócoli, de rabanitos, etcétera. Y hortalizas que botánicamente son frutas como el calabacín, el pepino, el tomate y el pimiento. Elige uno o varios de ellos.

No te olvides del aceite de oliva virgen de primera presión en frío y de los condimentos como sal marina atlántica, levadura nutricional, especias variadas como pimienta, comino, jengibre, cayena, pimentón, cúrcuma… hierbas variadas como albahaca, menta, salvia, romero, perejil, etcétera.

Menú tipo para comer

Quizá puede haber otros platos que parezcan a priori más atractivos que los que te voy a proponer. Todo es cuestión de probar. A mí me resultan deliciosos. El paladar, poco a poco, se va afinando y va disfrutando de los sabores más sencillos. Además considero que hay que fijar unas bases, unos hábitos y unas costumbres lo más higiénicas posible cuando tenemos la suerte de poder comer en casa o lo que cocinamos nosotros. Así cuando comas en un restaurante y te veas obligado a hacer excepciones, podrás equilibrar perfectamente tu alimentación, porque llevas una buena base de comer alimentos sanos y vitalizados.

Primer plato. Comienza por una ensalada de hojas verdes y hortalizas crudas, aliñada con aceite de oliva, levadura nutricional y sal marina atlántica.

Segundo plato. Continúa por un plato combinado en el que pongas un 25 % de un cereal o una legumbre, que puede estar germinado o cocido con algas, y un 75 % de una verdura cocinada al vapor o salteada. Después aliña todo en crudo con sal marina atlántica, especias, hierbas y aceite de oliva virgen de primera presión en frío.

Este segundo plato que te propongo se puede preparar en abundancia, como para 3 días, así no hay que cocinar cada día. Se puede congelar lo que sobre, en porciones, e ir sacando las raciones la noche anterior, tanto para comerlas en casa como en el trabajo.

Postre. Evita tomar postre, en todo caso, puedes tomar una infusión digestiva.

La idea es que las ensaladas sean siempre diferentes y variar el cereal o la legumbre y la verdura. La rutina es el enemigo número uno de la dieta sana flexivegetariana.

Ejemplos prácticos

Primer plato. Una ensalada de canónigos con tomatitos cherry y albahaca, aliñada con sal marina atlántica y aceite de oliva virgen. Otra ensalada sencilla se puede preparar con escarola, granada y chips de ajito frito. Otra podría ser una ensalada con rúcula, endibias y pimientos rojo y amarillo en tiras. Consulta la sección de ensaladas en esta obra.

Segundo plato. Acelgas salteadas con garbanzos, ya sabes en la proporción de 75 % de acelgas y 25 % de garbanzos. Otra idea son unas lentejas estofadas con algas y verduras, como puerro, cebolla o calabaza. Y otra idea puede ser un arroz integral con espárragos, con coles de Bruselas o con alcachofas.

Postre. Un té verde o rojo.

Como ves, se trata de ir mezclando cada vez un ingrediente de cada grupo de reyes con varios del grupo de los siervos. Éste es el secreto para una digestión y metabolización óptima sin que falten ni sobren nutrientes: comer variado en esta línea.

Come poco y cena menos,
que la salud de todo el cuerpo
se fragua
en la oficina del estómago.

[Miguel de Cervantes]

VI. Cenas para dormir bien

En la cena hay que ingerir los alimentos que complementan y equilibran la dieta en función de lo que has comido durante el día. Es decir, no es buena idea cenar lo que ha sobrado a mediodía.

La dieta debe ser variada para que nuestro cuerpo pueda beneficiarse de todos los nutrientes que le proporcionan los diferentes alimentos. Un solo alimento no puede aportarte todo lo que tu cuerpo necesita.

Éste es el momento de tomar ensaladas abundantes con vegetales verdes y semillas de sésamo, calabaza, girasol, chía, amapola...

También purés de verduras, sobre los que puedes espolvorear las semillas. La receta básica para hacer purés de verduras es cocer un 30 % de puerro o cebolla con un 70 % de la verdura elegida: un día calabacín, otro día zanahoria, otro día calabaza, otro día coliflor, espárragos trigueros...

Emplea cada día una verdura diferente para no tener la sensación de estar comiendo siempre lo mismo. Una vez cocida, aliña con sal marina atlántica y aceite de oliva virgen en crudo y tritura todo. Nota que no hemos usado patata cuyo índice glucémico es muy elevado. Consulta las recetas en el apartado correspondiente a las cremas de verduras.

La cena es el momento del día en que se toman alimentos ricos en proteínas, ya sean de origen vegetal como las semillas o los frutos secos, o de origen animal como el queso, los huevos o el pescado. La proteína cumple su función reparadora cada noche durante el sueño.

También puedes optar por cenar una ensalada sólo vegetal o fruta.

Paso 5. Consigue comer de la forma que deseas

I. Encuentra lo que te mueve en la vida

Cuando una idea te emociona tanto, que a partir de ahí enfocas toda tu energía en ella, duermes menos, comes menos, ¡estás tan entusiasmado! Te dedicas en cuerpo y alma a la tarea, que suele estar alineada con los valores que rigen tu vida. Éstos pueden ser la contribución a crear un mundo mejor, la pasión, el servicio, la autenticidad, la honestidad, la generosidad, la salud, la aceptación, la paciencia, la fortaleza, el aprendizaje, la autorrenovación… ¿sabes cuáles son los tuyos?

A partir de tus valores identifica cuál es tu misión en el mundo, la mía es enseñar al mayor número de personas posible a comer sano, rico, sencillo, rápido, económico y sostenible, para que todas gocen de un gran bienestar, para que el planeta esté sano y no se haga daño innecesario a los animales que lo pueblan. ¿Cuál es tu misión en el mundo?

Se me da bien la cocina y se me da bien enseñar, mostrando como fácil lo que puede parecer difícil y que no lo es. ¿Qué es lo que se te da bien a ti?

Si conoces el para qué de tu trabajo y de tu día a día te sentirás lleno de tu proyecto. En mi caso, hago lo que hago para fomentar la salud de la población, para que nuestro cuerpo nos sirva como apoyo material para desarrollar nuestros dones y que así cada persona despliegue lo mejor que lleva dentro, tanto para beneficio de sí misma como de todos los demás, personas y animales, ¡incluso los que aún no han nacido! ¿Y tú...? ¿Para qué haces lo que haces?

Estando tan llena con este proyecto, tan feliz con la de gente que trae a mi vida, con la satisfacción del deber cumplido y la ilusión de hacerlo día a día mejor, mi vida entera se convierte en estimulante y, a medida que voy consiguiendo sueños, aparecen otros nuevos.

> Si te interesa estar en paz, disfrutar la vida a tope y celebrar cada día la alegría y el privilegio de vivir, encuentra tu misión en la vida. Es así de sencillo. Estar feliz hará que te cuides más y que, por tanto, comas mejor. Irradiarás la luz que tú mismo sentirás, ¡cada día!

Seis pasos Morenini que te ayudarán a descubrir tu misión

1. **Identifica** tus valores.
2. **Aúna** todo lo que sabes.
3. **Observa** en qué eres bueno.
4. **Diseña** una manera única y diferente de contribuir al bienestar de los demás, en consonancia con tus valores, para la cual tus conocimientos sean clave y en la que destaquen tus habilidades.
5. **Rodéate** de los mejores colaboradores, que son aquellos expertos en lo que hacen que comparten la misma ilusión que tú por el proyecto.
6. **Cuando sepas qué es lo que quieres... olvídate** de cómo lo vas a conseguir y confía. La vida te traerá las oportunidades y las personas necesarias, en el momento adecuado, sólo tienes que ocuparte de tener los ojos y los oídos bien abiertos para darte cuenta.

Cuando hagas esto... Inevitablemente seguirás una alimentación equilibrada durante todo el tiempo. Haz la prueba, si a mí me ha funcionado, ¡a ti también!

*La especie más fuerte
es la que mejor
responde al cambio.*

[CHARLES DARWIN]

II. Caja de herramientas para el cambio de hábitos dietéticos

Te propongo una caja de herramientas para la acción de cambio. Si quieres incorporar nuevos hábitos nutricionales, utiliza las siguientes ocho herramientas:

HERRAMIENTA 1. En primer lugar es fundamental que **definas con claridad tu objetivo.** ¿Qué cambio concreto quieres implementar, es nuevo o es un comportamiento que has decidido ya no tolerar más?

HERRAMIENTA 2. Si quieres hacer más de un cambio, comienza por el que más te cuesta. Si, por ejemplo, quieres hacer ejercicio para tu bienestar, pero estás muy cansado porque cenas tarde, te acuestas sin digerir la cena y no descansas bien, al día siguiente, no tendrás fuerzas para ello.

HERRAMIENTA 3. Enfócate en una sola cosa cada vez, yendo poco a poco. Si te propones muchas metas juntas, es fácil que no puedas con todas porque te hayas dispersado. Si no puedes con todas, es posible que acabes por no conseguir ninguna y además te desanimes.

HERRAMIENTA 4. Planifica y divide el objetivo en pequeñas metas. Es la clave para lograr lo que quieras conseguir.

HERRAMIENTA 5. La adaptación y la flexibilidad son los mejores recursos de los que dispones. La vida es cambio.

HERRAMIENTA 6. Piensa qué estás dejando de ganar por no hacerlo ya, en términos de bienestar, alegría y salud.

HERRAMIENTA 7. Pregúntate, **¿qué es lo peor que te podría pasar si no lo haces?** Y después, **¿qué es lo mejor que te podría pasar si lo haces?**

HERRAMIENTA 8. Por último, **revisa consistentemente tu progreso.** Esto te ayudará a estar motivado y a mantenerte enfocado.

Igual virtud es moderarse en el gozo
que moderarse en el dolor.

[SÉNECA]

III. Veinte secretos Morenini para comer de forma moderada

La mayoría de nosotros comemos de más y no lo sabemos.

Ya he mencionado la población de la isla de Okinawa, en Japón, la más longeva del planeta. Tienen la suerte de que, de manera natural, terminan de comer quedándose siempre con un poco de hambre. Es su cultura.

A continuación listo una serie de secretos que te ayudarán a comer de forma moderada de manera natural. Los he dividido en secretos actitudinales y secretos nutricionales.

Diez secretos Morenini actitudinales para comer de forma moderada

SECRETO 1. Realiza las dos comidas principales cada día. Lo que más ayuda a comer de forma moderada es respetar un esquema regular siguiendo las dos comidas principales a diario. Si se abandona alguna de ellas para comer menos, aumentará el apetito posteriormente y empeorará la situación de ansiedad o las ganas de comer alimentos que en realidad no deseas comer.

SECRETO 2. Come a la velocidad adecuada. Ni demasiado deprisa ni demasiado despacio. Puedes invertir de 10 a 15 minutos en el desayuno, entre 20 y 35 minutos para el almuerzo y la cena, y unos 10 minutos en los tentempiés. Mastica cada bocado 15 veces y, cada tres bocados, haz una pausa y deja los cubiertos.

Establece pausas entre el primer plato, el segundo y el postre. Un truco sencillo para conseguirlo consiste en no poner todos los platos de comida a la vez en la mesa, sino poner el segundo una vez acabado el primero y el postre una vez acabado el segundo.

SECRETO 3. No hagas otras cosas mientras comes, como leer, ver televisión, hablar por teléfono o trabajar en el ordenador. Evita especialmente comer delante de la televisión más aún cuando emitan el telediario o programas en los que todo el mundo se grita, se faltan al respeto y hablan a la vez. Hasta las comidas más alcalinas como los zumos de verduras se vuelven ácidas cuando se consumen mientras se tienen emociones negativas.

SECRETO 4. Evita hablar con la boca llena y no introduzcas nuevos alimentos hasta no haber tragado los que tenías en la boca.

SECRETO 5. Come en la cena y después ya nada más hasta el día siguiente. Levantarse por la noche a comer es un síntoma de un gran estrés.

SECRETO 6. Antes de comer, huele y disfruta del aroma del alimento. Céntrate durante un par de minutos antes de cada comida de manera que te sientas sereno y en un estado de no estimulación.

SECRETO 7. Mantén una actitud distendida durante la comida, soslayando discusiones, prisas o ver noticias negativas en la televisión. No comas si estás estresado o enfadado.

SECRETO 8. Come en el entorno adecuado, sentado a la mesa con cubiertos, plato y vaso, en un lugar concreto de la casa y no delante de la televisión, en la cama, de pie… Si a la hora de comer estás fuera de casa, hazlo en un restaurante o sentado en un parque. Come en un lugar donde te sientas a gusto. De otro modo la comida no te satisfará. Evita comer si estás de pie, caminando o conduciendo. Si no hay más remedio, en estas ocasiones elige tomar fruta. Si te toca comer en la oficina, mejor que ir directamente desde tu escritorio al comedor (¡¡que no ha de ser tu escritorio!!), sal fuera del edificio y da un par de vueltas alrededor del mismo para cambiar tu energía mental.

SECRETO 9. Planifica de forma realista las comidas del día siguiente: qué comer, a qué hora, cuánta cantidad, dónde y con quién; teniendo en cuenta los días festivos, las vacaciones, los días de trabajo o estudios… Prevé también los tentempiés. Así no pasarás hambre que te hará comer «cualquier cosa».

SECRETO 10. En caso de haber comido mucho o con ansiedad alimentos que no querías, vuelve a ceñirte cuanto antes al plan de alimentación que has elegido para ti. Llegado el caso, toma una comida más ligera de lo normal o ayúdate con los ayunos o los zumos de verduras y frutas.

Diez secretos Morenini nutricionales para comer de forma moderada

SECRETO 1. Toma cereales sin gluten: amaranto, mijo, maíz, arroz, quinoa y alforfón (conocido como trigo sarraceno) en lugar de trigo, cuscús, espelta, kamut, centeno o avena. El gluten produce alergias con bastante frecuencia, irrita el intestino y entorpece la digestión.

SECRETO 2. Los alimentos integrales ayudan a mantener un nivel medio de glucosa en la sangre, de este modo no se siente urgencia por comer.

SECRETO 3. Los alimentos ecológicos presentan todos sus nutrientes, por lo que hacen que sacies antes el hambre real, es decir, las necesidades nutricionales. Entonces, comerás menos.

SECRETO 4. Los alimentos ricos en minerales ayudan a equilibrar el pH del organismo. Éstos son las algas, las semillas y los frutos secos crudos, las verduras de hoja verde oscura y los germinados.

SECRETO 5. Come al menos un 50 % crudo para mejorar tu capacidad digestiva. Encuentra tu propio equilibrio entre verduras, frutas y grasas, para evitar estreñimiento pero sin padecer gases.

SECRETO 6. Observa las combinaciones adecuadas de alimentos. Recuerda la teoría de los reyes y los siervos.

SECRETO 7. Come la comida diseñada para ti, no la de tus hijos o la de un deportista si llevas una vida sedentaria.

SECRETO 8. Espera el tiempo suficiente entre las comidas como para que dé tiempo a hacer la digestión y cena al menos 3 horas antes de irte a la cama.

SECRETO 9. Elimina los estimulantes como el café o el té negro. Puedes cambiarlos por café de cereales o té verde.

SECRETO 10. Toma los alimentos en el orden salado y luego dulce. De este modo, comerás menos dulces y más alimentos de los alimentos de base de la pirámide nutricional, las verduras, las frutas y los cereales integrales.

Una comida bien equilibrada
es como una especie de poema
al desarrollo de la vida.

[ANTHONY BURGESS]

IV. Cómo comer sano fuera de casa

Si fuera de casa comes mucho o si las mezclas entre alimentos no son apropiadas, tu sistema digestivo necesitará consumir muchos recursos energéticos para realizar la digestión.

Doce claves Morenini para comer sano fuera de casa

Las siguientes doce claves van enfocadas a que fuera de casa realices comidas ligeras y fáciles de digerir, basadas en alimentos vivos que equilibren el pH de tu organismo.

1. **Antes de salir a comer, toma algún refrigerio.** Si estás fuera de casa desde por la mañana, puedes llevarlo contigo. Así no llegarás al restaurante con el estómago vacío.
2. **Elige dónde comer.** Mejor si es un sitio donde hay menú diario con dos platos y postre donde cada día se va cambiando entre carne, pescado, legumbres, etcétera. También es importante que te ofrezcan flexibilidad en la cocina para poder pedir que cocinen algún alimento a la plancha, al vapor, quitar alimentos del plato o añadir otros. Evita restaurantes que ofrecen un bufet ilimitado, pues seguramente comerás de más e invertirás toda tu energía en el proceso digestivo.

3. **Una vez en el restaurante,** antes de empezar a comer, procura beber agua tibia. Esto saciará tu apetito y, por lo tanto, comerás menos cantidad. Si hace frío puedes tomar una infusión.

4. **Cuando vayas a elegir tu comida,** ten presente la máxima de no pedir ningún alimento que tu bisabuela no pudiera reconocer. Es decir, que comas los alimentos lo menos procesados y cercanos a como los ofrece la naturaleza.

5. **De primer plato, pide una ensalada, aunque sea pequeña.** Solicita que el aderezo te lo sirvan por separado para poder agregar la porción que quieras. Mejor escoge aceite de oliva que salsas industriales, que son ricas en grasas hidrogenadas, azúcares, sal, potenciadores de sabor, colorantes y conservantes. Pide platos sin salsas en los que puedas identificar todos los ingredientes. La sal no es necesaria, es un añadido al que nos acostumbramos y que podemos eliminar. Incluso apreciaremos más el sabor del plato si está menos salado.

6. **Si comes de menú, toma dos primeros platos en lugar de un primero y un segundo.** De este modo, la combinación de alimentos será más favorable a la digestión y, por tanto, tu organismo realizará un consumo energético menor. Pregunta qué tipo de guarniciones hay para poder cambiar las patatas fritas por ensalada o verdura.

7. **Cuando no quieras tomar verduras, pide mejor pescado que carne,** que es más rica en grasa y constituye un plato más pesado. Evita los fritos, hacen las digestiones muy pesadas. Pide los alimentos al horno o a la plancha, este tipo de cocinado es menos agresivo con los alimentos y no los hace tan pesados. Cuando mires el menú lee bien cómo está preparado el alimento, sobre todo si es carne o pescado.

Comer pescado también entraña riesgos para la salud, dada la contaminación de los mares. Los peces grandes como el atún y el pez espada contienen niveles tóxicos de mercurio. Minimiza su consumo o evítalos completamente si estás embarazada. Elige mejor sardinas, anchoas, arenques o caballa.

Aunque el pescado es rico en ácidos grasos omega-3 que actúan en el organismo con función antinflamatoria, comparte las propiedades de todos los alimentos de origen animal: no contiene fibra y produce mucosidad. Además, es difícil saber si se ha pescado en aguas limpias, ya sea el mar, un lago o un río. Evita el marisco porque son animales carroñeros llenos de toxinas.

8. **Evita comer con pan y tu digestión será más liviana.** Si no lo puedes evitar, opta por pan integral. La fibra es un nutriente importante de la dieta, que obtenemos sobre todo de los cereales integrales. Si nos dan la opción, es un buen hábito pedir el pan, la pasta o el arroz en su forma integral, cuanto menos procesado mejor.

9. **Evita tomar postre.** El postre normalmente estropea la comida. Ayúdate con una infusión digestiva. Pide fruta fresca como postre y llévatela para la merienda. Si dudas entre pedir algo más o no, mejor no lo pidas. Quedarse con un poco de hambre da tiempo al organismo a recibir la sensación de saciedad, que llega al cerebro unos 20 minutos después de estar saciado físicamente. Mastica muy bien los alimentos, sin presionarte por comer rápido. Puedes hacer una pausa a la mitad de la comida, dejando reposar los cubiertos en la mesa.

10. **No bebas refrescos mientras comes,** si tienes mucha sed puedes tomar agua e incluso una infusión caliente resulta beneficiosa. Pero por lo general evita beber líquidos durante las comidas principales, diluyen los jugos gástricos y esto dificulta la digestión.

11. **Si tienes que asistir a eventos y reuniones, durante ellos bebe mucha agua.** De este modo oxigenarás tu organismo y lo mantendrás activo y despejado. En los descansos, bebe más agua o infusiones. Si quieres tomar un estimulante escoge el té verde y

el zumo de naranja al té negro y el café, porque la vitamina C de los dos primeros tiene el poder de activar tu energía.

Evita beber refrescos porque desequilibran el pH del organismo y alcohol porque no te mantendrá centrado.

Para comer entre horas toma fruta fresca de la estación como manzanas, peras, mandarina, cerezas, plátano e incluso piña, papaya, melón o sandía en dados que te hayas llevado preparado desde casa. Otra opción son frutas desecadas como higos secos, orejones de albaricoque, dátiles y también frutos secos crudos como nueces, almendras o avellanas, que lleves contigo desde casa.

12. Si eliges comer en un restaurante temático, sigue estas recomendaciones:

En un italiano, pide ensaladas y siempre que sea posible platos de pasta integral y sin huevo, con verduras como cebolla, trufa, setas o brócoli, evitando al máximo las salsas realizadas con nata.

No recomiendo acudir a un restaurante chino porque suelen aderezar sus platos con glutamato monosódico, que es un potenciador de sabor tóxico.

En un restaurante japonés pide makis con arroz y algas. Si no tomas pescado crudo, pídelo sólo de verduras. En los restaurantes japoneses más tradicionales se puede pedir sopa de miso y fideos soba con verduras y wakame, un alga marina ligera con un sabor parecido al de las espinacas. Si pides tempura, pide un poco de daikon crudo, un rábano blanco, que ayuda a digerir mejor el aceite de la fritura.

Cuando visites un restaurante mexicano, elige tortillas de maíz en lugar de tortillas de harina blanca de trigo, así como guacamole en vez de crema ácida. La mejor opción son frijoles y arroz con verduras.

En un restaurante indio puedes pedir biryani de verduras, que son vegetales salteados con arroz, frutos secos y fruta desecada, patatas con coliflor, que se llama Aloo Gobi, potaje de garbanzos o Channa Masala, y potaje de lentejas, llamado Dahl.

En un restaurante árabe, una buena opción es el tabouleh, que es una ensalada de trigo en grano fino, aliñada en crudo con aceite de oliva y perejil, la sopa de lentejas, el hummus o pasta de garbanzos y crema de sésamo, o cualquier plato de verduras variadas, como el cuscús con verduras.

¿Qué pedir en un restaurante tailandés? Un plato de fideos de arroz, el llamado Pad Thai, preparado con verduras y tofu en lugar de carne y, sobre todo, sin azúcar añadido. También la sopa de verduras oTom Yum, con o sin fideos y el curry de verduras.

PARTE 3

Aprende a crear recetas sorprendentes

Kit básico del flexivegetariano y veinte ingredientes Morenini que no deben faltar

Utensilios amigos

Inventando infinitos platos a través de diez recetas clave

Una receta se convierte en un plato excepcional
gracias al conocimiento y al ejercicio de la profesión.
No obstante, el 60% de un gran plato
son las materias primas:
no hay grandes platos sin grandes productos.

[ÁLEX ATALA]

Kit básico del flexivegetariano y veinte ingredientes Morenini que no deben faltar

Si me mudara a una casa vacía, me llevaría los alimentos y utensilios que considero imprescindibles para comer de manera óptima y sin complicaciones. Los he englobado en una lista a la que he llamado «Kit básico del flexivegetariano».

Kit básico del flexivegetariano
Alimentos imprescindibles, por este orden:

1. **Hojas verdes** frescas variadas: lechuga, rúcula, berros, espinacas, endibias...
2. **Fruta** fresca y variada de la estación.
3. **Coles** variadas: repollo, lombarda, col crespa, brócoli, coliflor...
4. **Aceite de oliva** virgen de primera presión en frío.
5. **Semillas** de lino y chía.

6. **Cereales y legumbres** como arroz integral, quinoa, garbanzos y lentejas, tanto para cocinarlos como para germinarlos.

7. **Condimentos:** sal marina, pimienta, cúrcuma, ajo y cebolla.

Utensilios necesarios

Un plato, un tenedor, un cuenco de loza o de cristal, un colador, una cacerola de acero inoxidable y un cuchillo de cerámica.

Y si vas a asentarte en esa nueva casa, surte bien tu despensa e incluye estos veinte ingredientes Morenini.

Veinte ingredientes Morenini que no deben faltar en tu despensa (por orden alfabético)

1. **Aceite de coco.** Es un potente reforzador del sistema inmune, fungicida, antivírico y antibacteriano, precursor de la progesterona y del ácido graso omega-3. Ayuda a estabilizar los niveles de azúcar en sangre. En invierno se solidifica por el frío, derrítelo al baño María para poderlo utilizar.

   Ideal para preparar la base típica para tartas hecha tradicionalmente con galletas María. En este caso, mézclalo con semillas de lino recién molidas y sirope de ágave al gusto. Añade rodajas de plátano o dados de manzana por encima y disfruta de un postre sensacional.

2. **Ajo.** El ajo es un remedio medicinal disfrazado de alimento. Estimula la secreción de los jugos gástricos, favorece la salud cardiovascular, disminuye el colesterol, la tensión, es antibiótico, sirve para tratar el reuma, es antinflamatorio y antioxidante.

3. **Algas.** En general las algas contienen fucoxantina, sustancia que inhibe el crecimiento de las células tumorales. Además, contienen diez veces más calcio que la leche. Puedes consumir alga wakame en la sopa de miso, alga kombu para cocer legumbres, alga nori para

preparar maki rolls, alga hiziki o arame salteadas con cereales integrales, alga cochayuyo imitando una paella de marisco o alga agar agar en lugar de gelatina.

El **alga chlorella** es la mayor fuente conocida de clorofila, que ayuda a la regeneración celular y a reforzar el sistema inmunitario. Posee todos los aminoácidos esenciales. Atrapa las toxinas y las expulsa fuera del organismo, limpiando el sistema digestivo.

Cada día se puede tomar 1 cucharadita de alga chlorella en polvo diluida en un vaso de agua con zumo de limón.

El **alga espirulina** posee todos los aminoácidos esenciales, ácido gamma linoleico eficaz en el tratamiento de eccemas o psoriasis, alivia el síndrome premenstrual, es rica en clorofila, depurativa y regeneradora celular. Contiene cantidades ingentes de provitamina A y de hierro.

Cada día se puede tomar 1 cucharadita de alga espirulina en polvo diluida en un vaso de agua con zumo de limón.

4. **Apio.** El apio es un potente alcalinizante, diurético y depurativo, ideal para el riñón y en casos de edemas, gota o ácido úrico. Es hipotensor, disminuye el colesterol, es eficaz para tratar la psoriasis o cualquier trastorno de la piel, también disminuye la hiperglucemia, por lo que está indicado en la diabetes. Ideal si se consume en zumo o en puré, como saborizante.

5. **Cacao.** Aumenta la energía y la sensación de bienestar, debido a su riqueza en triptófano, aminoácido precursor de la serotonina, y en anandamina, el neurotrasmisor de las sensaciones positivas. Es rico en antioxidantes que absorben los radicales libres, así como en minerales alcalinos como el magnesio, que actúa en sinergia con el calcio, previniendo osteoporosis y descalcificación, evitando por tanto la acidificación del pH del plasma sanguíneo. También contiene altas dosis de hierro y zinc.

Puedes preparar una tableta de chocolate mezclando 125 mililitros de aceite de coco con 50 gramos de cacao en polvo y 2 cucharadas de sirope de ágave o stevia al gusto. Viértelo en un molde forrado con papel de hornear, añade semillas y frutos secos crudos al gusto, y refrigera 2 horas para que se solidifique.

6. **Cebolla.** Activa las secreciones de las vías respiratorias y digestivas. Sus propiedades son: expectorante, antimucosidad, broncodilatador, antiséptico, antirreumático. Disminuye la glucosa, el ácido úrico, el colesterol, los triglicéridos y el cáncer. Mejora la circulación sanguínea e incrementa la función desintoxicadora del hígado.

7. **Cúrcuma.** Los habitantes de Okinawa, en Japón, son los más longevos del mundo. Su estilo de vida ha sido estudiado por investigadores de todo el mundo y han llegado a la conclusión de que la razón por la que viven tantos años estriba en que siguen una dieta hipocalórica. De los alimentos que consumen a diario se encuentra la cúrcuma, que posee curcumina, un potente antinflamatorio que estimula la apoptosis o suicidio de las células dañadas que pueden causar cáncer, sin producir efectos tóxicos en células sanas. Toma cúrcuma cada día en el aliño de tu ensalada. Lo puedes hacer rociándola con media cucharadita de cúrcuma y otra media de pimienta negra y después añadir aceite de oliva. Esta mezcla potencia la asimilación de la cúrcuma.

8. **Frutos del bosque.** Arándanos, cerezas, frambuesas y moras. Son ricos en ácido elágico, una sustancia que inhibe la reproducción de las células cancerígenas, impidiendo la creación de metástasis. Las frutas azules reducen la inflamación al eliminar los radicales libres que influyen en el proceso oxidativo del organismo. La oxidación es una reacción química que produce radicales libres o moléculas que poseen un electrón desapareado con capacidad para alterar el ADN, que contribuyen a aumentar el riesgo de cáncer por mutaciones genéticas o a disminuir la funcionalidad de las células, que envejecen antes. Algunos agentes oxidativos son la contaminación, el tabaco, el sol, el estrés o los aceites fritos. Un antioxidante, por el contrario, es una molécula capaz de retardar o prevenir la oxidación de otras moléculas.

9. **Germinados.** Son los brotes de las semillas o los cereales y constituyen el mejor alimento que podemos consumir. La enorme cantidad y variedad de vitaminas y minerales contenidas en una semilla o en un cereal explosionan una vez son germinadas. Son alimentos vivos que pueden trasmitirnos su energía vital. Además, las semillas se vuelven más alcalinas a medida que germinan. Son extremadamente ricos en vitamina C. Ayudan a combatir los desórdenes digestivos y la anemia y son grandes depurativos y reconstituyentes a nivel general. La germinación representa la técnica más efectiva para aportar a nuestro organismo energía vital concentrada.

   Pueden consumirse en ensalada, sobre cremas o en sándwiches. Más adelante, en el apartado «Germinados para una vida larga», aprenderás cómo germinar una semilla o un cereal.

   Los germinados son la base del rejuvelac, una bebida depurativa fermentada que se obtiene macerando 1 cucharada sopera de germinados en 1 litro de agua, durante 48 horas. Después se cuela y se bebe un cuarto de vasito al día, aumentando 1 cucharada sopera la cantidad hasta llegar al vaso de rejuvelac diario. El rejuvelac es un probiótico o alimento que favorece la regeneración de las bacterias beneficiosas que viven en nuestro tracto intestinal y que nos ayudan a asimilar los nutrientes que nos llegan con los alimentos.

10. **Granada.** La granada es la única fruta que no modifica los niveles de azúcar de las personas diabéticas a quienes previenen contra los problemas específicos de la arteriosclerosis y la hipertensión. Gracias a su elevado contenido en agua y potasio y su escasez en sodio, la granada facilita la eliminación de líquidos a través de los riñones. Por esta razón es recomendable en caso de padecer gota, exceso de ácido úrico, obesidad e hipertensión.

    Puede beberse en zumo, exprimiendo las granadas como si fueran cítricos. El zumo de granada con pomelo tiene un sabor exquisito.

11. **Jengibre.** Tradicionalmente el jengibre se ha utilizado para tratar las afecciones intestinales, especialmente para los problemas digestivos, pues al estimular el páncreas, aumenta la producción de enzimas que favorecen la digestión. Igualmente su poder antibacteriano resulta eficaz para prevenir problemas intestinales que se producen por alteraciones en la flora intestinal. También es excelente para contrarrestar los vómitos causados por la quimioterapia, al igual que los que sufren en los primeros meses de embarazo y los postoperatorios. Alivia el dolor asociado a la artritis reumática, osteoporosis y pacientes con desordenes musculares, actuando como antinflamatorio.

Se añade a los zumos, aunque más cómodo e igualmente útil es diluir un poco de jengibre en polvo en una taza de té verde.

12. **Kombucha, té de.** El llamado té de kombucha es una bebida burbujeante que se obtiene de la fermentación de té verde con azúcar integral junto con el hongo kombucha, un hongo blanco con textura gomosa, dando como resultado sustancias nutritivas valiosas como ácido glucurónico, ácido glucónico, ácido láctico, vitaminas B y C, aminoácidos y sustancias antibióticas, que equilibran el estado general del organismo y promueven el bienestar, sin producir efectos secundarios.

El hongo kombucha se introdujo en China allá por el año 230 a. C. de la mano del Dr. Kombus.

Al invadir China los samuráis en la Edad Media, se quedaron sorprendidos por la longevidad y buen estado de salud de los ancianos chinos, que sobrepasaban los 100 años, lo cual atribuyeron al consumo regular del té de Kombucha.

Fue a mediados del siglo XX cuando el té de kombucha cobró fama en Rusia, debido a la longevidad de los habitantes de un pequeño pueblo industrial situado entre China y la propia Rusia, que tenían por costumbre consumirlo de manera regular.

Hoy en día se consume habitualmente también en Occidente, sobre todo en países como Australia, Estados Unidos y Alemania, donde se investiga en el beneficio que se deriva de sus propiedades medicinales.

Entre sus indicaciones, se encuentran el alivio de los síntomas de resfriado, gripe, bronquitis, úlceras estomacales, acné, menopausia, agotamiento mental, obesidad, estrés… porque produce una gran sensación de bienestar, aporta energía, depura y regenera. Todos los alimentos fermentados contienen sustancias antibacterianas o antibióticas e intervienen en la descomposición de algunas sustancias cancerígenas. Sintetizan vitaminas del grupo B y K. Acidifican el tracto intestinal y producen una inhibición de los gérmenes patógenos.

Se recomienda beber un vasito de kombucha cada día, en ayunas, comenzando con medio vasito y aumentando la dosis gradualmente, día a día, sin superar los 300 mililitros al día. Sus beneficios comienzan a notarse tras un consumo regular durante un mes.

¿Cómo preparar té de kombucha?

Puedes encargar tu kombucha *on line,* es fácil encontrar una dirección en Internet donde vendan el hongo, no la bebida ya preparada. Después comienza a preparar en casa tu té de kombucha. Con cada tanda de kombucha obtendrás un hongo-hijo, que podrás compartir con otras personas y continuar así expandiendo la cadena de kombucha junto con sus beneficios a todo tu círculo de conocidos.

Para preparar la bebida de kombucha, necesitas un bote grande de cristal en el que quepan de 2 a 3 litros de líquido como mínimo. Se tarda casi 3 semanas en preparar una tanda, por ello conviene hacer bastante cantidad.

Paso 1. Prepara una infusión de té verde, hirviendo agua. Coloca una bolsita de té verde por cada litro de agua que hiervas. Deja reposar el agua con el té dentro durante 5 minutos, retira la bolsita y añade unos

100 gramos de azúcar integral por cada litro de té verde. Remueve bien y déjalo enfriar hasta que alcance la temperatura ambiente.

Paso 2. Una vez tibio, ponte unos guantes de látex o lávate muy bien las manos, toma el hongo kombucha e introdúcelo en el bote, junto con el líquido en el que se encuentra, que ha de componer alrededor del 30 % de la cantidad de líquido total en el que sumerjas el kombucha.

Paso 3. Tapa el bote con una servilleta y no con su tapa hermética. Así permites la entrada de aire para favorecer la fermentación. Puedes poner una goma elástica alrededor de la boca del bote, sujetando la servilleta.

Paso 4. Guarda el bote con el preparado en un lugar tranquilo, protegido de la luz y donde no haya cambios bruscos de temperatura ni ruidos. Déjalo ahí fermentando durante unos 12 o 15 días.

El número exacto de días de fermentación depende de dos factores.

El primero, de la temperatura. Si la temperatura es elevada, como en verano, con 12 días la fermentación estará lista. La temperatura ha de ser siempre superior a 21°.

El segundo factor hace referencia a la cantidad de azúcar que quieres que se consuma. Cuanto más tiempo trascurra, más cantidad de nutrientes necesitará el hongo, por tanto, menos azúcar quedará en la bebida y ésta presentará un sabor más seco. También aumentará su concentración alcohólica, aunque siempre hablamos de cantidades insignificantes que no afectarán a tu sistema nervioso.

A un diabético le convendrá tomar kombucha que haya sido fermentado durante 15 días, así presentará menos azúcar; mientras que a un niño le convendrá que lo haya hecho durante sólo 12 días, para que su índice alcohólico sea menor.

Paso 5. Pasados esos 12 o 15 días, según sea el caso, has de retirar el hongo kombucha del líquido. Lávate siempre muy bien las manos o, mejor aún, cúbrelas con guantes de látex desechables. Así evitarás la posibilidad de que algún germen pueda entrar en contacto con el kombucha y lo contamine.

Prepara dos botes pequeños de cristal con tapa por cada bote grande de kombucha que hayas preparado. Cada hongo dará a luz un hijo. Dispón ambos kombucha, madre e hijo, en un bote pequeño y cúbrelo bien con la bebida ya fermentada de kombucha, necesaria para añadirla a la próxima tanda que prepares, junto con el hongo.

Cierra bien la tapa de cada bote y guárdalos en la nevera hasta el momento en que vayas a preparar la bebida otra vez. Cuando lo hagas, saca con antelación el kombucha de la nevera y deja que se atempere, antes de añadirlo al bote grande con la mezcla de té verde tibio y azúcar integral. Es preciso tratar el kombucha con delicadeza para que no sufra cambios bruscos de temperatura.

Paso 6. Deja reposar a temperatura ambiente el bote de kombucha fermentado, ya sin el hongo, durante 5 días.

Paso 7. Pasados estos días, con la ayuda de un colador y un embudo, vierte la bebida en botellas de cristal y refrigéralas.

En este momento, el kombucha está listo para ser consumido. El resultado es una bebida dorada y burbujeante que sabe deliciosa y que recuerda al cava.

Bebe cada día un vasito de kombucha por la mañana y otro por la noche, aumentando la cantidad día a día y sin sobrepasar la cantidad diaria de 300 mililitros. Si eres constante, notarás resultados espectaculares en tu salud y bienestar.

Puedes mezclar la bebida de kombucha con zumo de limón, de naranja, de pomelo, de granada o con mango batido al 50 %. El resultado es un cóctel de sabor espectacular y de propiedades curativas asombrosas. Es ideal como aperitivo o como postre después de las comidas.

13. **Limón.** Aunque es un alimento ácido desde un punto de vista químico, cuando se metaboliza en el organismo causa un efecto alcalinizante, debido a su elevada concentración de sales de bicarbonato de sodio y potasio. Contiene muy poco azúcar y abundante oxígeno. Es un medicamento intemporal. Posee vitamina C y ácido fólico. Es depurativo, fluidificante sanguíneo, antianémico, protector en embarazos, antiséptico, antinfeccioso, estimula el hígado y la vesícula biliar; es antidegenerativo, anticancerígeno, mejora la función circulatoria y previene los edemas; es un astringente ideal en cuadros de colitis, gastroenteritis y colon irritable, disminuye el ácido úrico, es diurético, y potencia el efecto curativo de los alimentos junto con los que se toma.

Toma medio limón exprimido en un vaso de agua cada mañana.

14. **Papaya.** Rica en enzimas digestivas, resulta útil para tratar la gastritis, mejora la digestión, las úlceras gástricas o el estreñimiento. También favorece la eliminación del cuerpo de parásitos intestinales.

Me encanta dedicar un día a la semana a comer sólo papaya hasta la hora de la cena. Y después, cenar una ensalada cruda con hojas verdes, aguacate, tomate y cebolleta. Un remedio eficaz para recuperar la alegría de vivir.

15. **Pepino.** El pepino contiene antioxidantes naturales como vitaminas y minerales que impiden que el exceso de grasa se acumule en las paredes de tus arterias y produzcan placas que dificulten el normal flujo de la sangre, lo que puede causar varices y hasta infarto de miocardio. Además, la fibra del pepino actúa atrapando y eliminando el exceso de ácidos grasos obtenidos a través de la comida. Por otro lado, al contener potasio en su composición química, el pepino logra reducir otro factor de riesgo, la hipertensión ya que ayuda a eliminar el exceso de líquidos circulantes, actuando sobre la retención de líquidos. Es ideal en zumo, sopa o ensalada.

16. **Semillas chía.** Por su contenido en omega-3, las semillas chía ayudan a reducir el colesterol malo y los triglicéridos. Proporcionan sensación de saciedad y facilitan el apetito. Ayudan a regular la coagulación de la sangre, células de la piel, membranas, mucosas y nervios. Esto favorece la regeneración de los tejidos y, por esta razón, la usan algunos atletas. Son la mayor fuente vegetal de ácido grasos omega-3. Además, contienen proteínas completas por lo que proporcionan todos los aminoácidos esenciales. Facilitan la digestión, aumentan la inmunidad y refuerzan los niveles de energía y concentración.

    Un riquísimo desayuno consiste en un pudín de chía: se prepara una leche de cáñamo (ver a continuación), se vierte en un cuenco de desayuno y se disuelve en ella 1 cucharada sopera de semillas chía, removiendo bien. Se añade un poco de vainilla, canela y sirope de ágave o stevia. Déjalo reposar durante un par de horas o toda la noche antes de comerlo.

17. **Semillas de cáñamo.** Las semillas de cáñamo contienen ácidos grasos omega-3, así como todos los aminoácidos esenciales, siendo una excelente fuente de proteínas vegetales. Asimismo constituyen un reequilibrador hormonal, refuerzan el sistema inmunitario y promueven la salud de la piel, uñas y cabello, debido a su elevado contenido en ácido gamma linoléico. El cáñamo es un potente antinflamatorio que ayuda en la enfermedad de la artritis o en el síndrome premenstrual.

    Si bates 1 cucharada sopera de semillas de cáñamo peladas con un vaso de agua caliente, tienes una leche vegetal al minuto. Para ello una batidora de vaso resulta excelente.

18. **Semillas de lino.** El aceite contenido en la semilla de lino es una de las mayores fuentes vegetales de ácidos grasos polinsaturados esenciales denominados omega-3. Este tipo de ácidos grasos se denominan «esenciales» porque nuestro organismo necesita incorporarlos directamente en la ingesta ya que no tiene la capacidad de fabricarlos a partir de otros alimentos. Gracias a él, el

cuerpo humano es capaz de elaborar el denominado ácido eico-sapentanoico (EPA), importante para el organismo ya que disminuye la capacidad de adhesión de las plaquetas de la sangre, por lo que se atenúa la tendencia a la coagulación y, por lo tanto, a la reducción de la trombosis (formación de coágulos dentro de los vasos sanguíneos). Por consiguiente, ayuda a mantener una buena circulación sanguínea, regula el nivel de colesterol, reduce la agregación plaquetaria, un fenómeno que al incrementarse induce la formación de coágulos y aumenta el riesgo de sufrir un infarto. Los Omega-3 también tienen un efecto benéfico en procesos reumáticos, en artritis y en artrosis.

Tómalo en la versión Morenini de la Crema Budwig, incluida en el aparado «Desayunos para una nutrición celular plena», triturado sobre ensaladas o mezclado con aceite de coco para preparar galletas María.

19. **Setas shiitake y reishi.** El shiitake potencia al sistema inmunológico y previene gripes y resfriados. Induce la formación de interferón, que reduce tumores actuando en dos niveles: por un lado, evita la replicación vírica en células aún sanas y, por otro, favorece la destrucción de las células ya infectadas.

    Pueden consumirse en una sopa, en una crema de verduras o salteadas o en comprimidos junto con reishi. El reishi es un supertónico adaptógeno que mejora el aprovechamiento del oxígeno y potencia el sistema inmune. Más información sobre el reishi en el apartado «Una ayudita extra con suplementos y superalimentos».

20. **Té verde.** Potente antioxidante y antinfamatorio, rico en una sustancia denominada epigalocatequin gallate que evita la metástasis en pacientes con cáncer.

    Toma 1 litro de té verde japonés sencha al día.

El cocinero no es una persona aislada,
que vive y trabaja sólo para dar de comer a sus huéspedes.
Un cocinero se convierte en artista
cuando tiene cosas que decir a través de sus platos,
como un pintor en un cuadro.

[JOAN MIRÓ]

Utensilios amigos

Para seguir las propuestas de *Flexivegetarianos,* no necesitas hacer grandes inversiones en la cocina, ni en tiempo ni en cacharros.

Los utensilios que vas a necesitar son:
— Una licuadora si quieres hacerte zumos
— Una batidora para los batidos, las cremas, las salsas, los patés y los dulces
— Un cuchillo para cortar y una tabla de corte para el mismo fin
— Un cuenco grande para germinar, para hacer ensaladas y para macerar verduras
— Un colador grande para lavar los germinados y las hojas verdes
— Una cacerola para cocer verduras y cereales

Como ves, son utensilios bien sencillos.

Las que siguen son algunas indicaciones que te resultarán útiles:

Una licuadora no es una batidora, porque separamos la pulpa. Las licuadoras normalmente son un poco molestas de limpiar y uno acaba por dejar de usarlas. Busca una sencilla de usar. Te recomiendo una de boca ancha, en la que puedas introducir las verduras y las frutas sin necesidad de cortarlas en trozos previamente.

Conviene que utilices una batidora potente. Puede ser la minipimer de toda la vida, que sería deseable que tuviera accesorio picador. Mejor es disponer de una batidora de vaso, idealmente tipo thermomix o vitamix.

Te sugiero utilizar un cuchillo de cerámica en lugar de un cuchillo de metal, con la finalidad de no oxidar las verduras ni las frutas cuando las cortes.

Inventando infinitos platos a través de diez recetas clave

I. Exquisitos zumos de verduras y frutas

Los zumos de verduras y frutas naturales, es decir, los que haces tú en casa con la licuadora o con el exprimidor de cítricos, y no los que se venden envasados, constituyen un excelente depurativo.

Los zumos envasados normalmente proceden de concentrados de frutas, llevan azúcar añadida y están pasteurizados. Los zumos después de ser exprimidos han sido concentrados evaporando el agua mediante calor, y posteriormente se les ha añadido agua para envasarlos. Esto permite trasportar menos agua y ahorrar costos, pero este proceso destruye gran parte de las vitaminas, lo que elimina la principal cualidad nutritiva de los zumos.

El proceso de pasteurización es el proceso térmico realizado a alimentos, que en los zumos consiste en aumentar su temperatura a 72 °C durante 15 segundos, con el objeto de reducir los agentes patógenos que puedan contener: bacterias, protozoos, mohos y levaduras, etcétera. Recibe el nombre de su inventor, el científico-químico francés Louis Pasteur. Hoy la pasteurización es objeto de polémica, debido a que

181

destruye vitaminas y altera el sabor y la calidad de los productos alimenticios tratados con este procedimiento. Pero aumenta su vida útil.

Si preparas zumos de frutas, como al licuarlas se las desprovee de su fibra, aumenta en mucho la cantidad de azúcar en sangre. La subida de glucosa hace trabajar más al páncreas, que segrega más cantidad de insulina, la hormona que facilita la absorción del azúcar por parte de las células del cuerpo.

Por esta razón, conviene que sean zumos de verduras y frutas que contengan principalmente las primeras o, como mucho, a partes iguales y no sólo frutas. Aunque a las verduras también se las desprovee de su fibra al licuarlas, son naturalmente menos ricas en glucosa que las frutas.

Para que el sabor de los zumos de verduras y frutas no sea muy fuerte, a los zumos hechos básicamente de verduras como apio, pepino, perejil o espinacas... puedes añadirles verduras dulces como zanahoria o remolacha, y también una manzana, una pera y un limón.

Añade siempre más cantidad de verduras que de frutas, las frutas sólo deben cumplir la función de mitigar el sabor fuerte de las verduras.

Para evitar un desequilibrio con el nivel de azúcar en sangre, es preferible elegir zumos de verduras antes que de frutas; o una mezcla de ambos, donde predominen las verduras.

Recuerda, los zumos se hacen con la licuadora, no con la batidora, eso sería un batido. Igual esto te parece muy obvio, pero existe una confusión entre la terminología que emplea el idioma castellano de España y el español de Latinoamérica. Un batido se hace triturando con la batidora la fruta junto con agua o leche, lo que en Latinoamérica se denomina licuado o jugo; mientras que un zumo se prepara licuando la fruta y/o la verdura con la licuadora.

Mucha gente está deshidratada crónicamente porque basa su dieta en alimentos carentes de agua, como la carne, el pescado, los huevos o el queso. Beber el agua del grifo, llena de cloro, flúor, restos de metales pesados y de tóxicos como pesticidas y abonos químicos que penetran en los depósitos de agua de nuestro subsuelo no es la solución. La solución tampoco pasa por beber agua embotellada en plástico. Las botellas de plástico, así como muchas latas de conserva, pueden estar recubiertas de BPA o bisfenol A, un interruptor endocrino que imita a las hormonas del cuerpo, que está relacionado con el padecimiento del cáncer. Lo ideal es beber agua filtrada con un filtro de carbono, como la conocida jarra Brita o un filtro por ósmosis inversa. Mejor aún es seguir una dieta rica en agua pero que ésta provenga de los alimentos, como en los zumos.

Un cuerpo acidificado atrae el agua hacia los tejidos para intentar neutralizar los ácidos que hay en su interior. Por eso la retención de líquidos está relacionada con un consumo desmesurado de sal de mesa refinada o de alimentos ricos en sodio, como la carne y el queso, que a la vez son alimentos muy acidificantes.

A continuación, te presento varios ejemplos y mis zumos depurativos preferidos:

Zumo depurativo básico

Para preparar un zumo depurativo básico, lava y licua los siguientes ingredientes, de preferencia ecológica:

1 rama de apio
1 limón pelado y despepitado
1 pepino
1 trocito de jengibre de 1 centímetro de lado
1 fruta (opcional) como manzana verde, pera, o una verdura dulce
    como remolacha o zanahoria, para modificar el sabor y
1 puñado de verdura de hoja verde (opcional)

Algunas posibles combinaciones son:

Apio, limón, pepino, jengibre, remolacha y perejil.

Apio, limón, pepino, jengibre, manzana y espinacas.

Apio, limón, pepino, jengibre, pera y rúcula.

Apio, limón, pepino, jengibre, fresas/frutos rojos.

Apio, limón, pepino, jengibre, zanahoria y perejil.

Apio, limón, pepino, jengibre, zanahoria y espinacas.

Apio, limón, pepino, jengibre, perejil y espinacas.

Es especialmente beneficioso en ayunas todos los días. También antes de las comidas o a media mañana y a media tarde.

 ## Zumo de granada

La granada es la única fruta que no modifica los niveles de azúcar en sangre, por eso es ideal para tomar en zumo sobre todo las personas diabéticas. El zumo de granada, tomado en ayunas todos los días, durante un largo período de tiempo, regenera la sangre y todos los líquidos del organismo, frena los procesos de envejecimiento y la aparición de enfermedades degenerativas. También es útil en hipertensión y retención de líquidos, lo que hace que sea recomendable en caso de padecer gota, exceso de ácido úrico y obesidad. El consumo de granada se ha asociado a una reducción del cáncer de próstata.

Puedes preparar un zumo de granada partiendo en dos la granada como si fuera una naranja, y exprimiéndola con un exprimidor de cítricos. Es recomendable beberla inmediatamente, a ser posible en ayunas, todos los días. Si quieres, puedes añadirle el zumo de un limón o de un pomelo.

II. Batidos sin leche ni yogur ni soja

Te presento dos tipos de batidos que te ayudarán en tu proceso de mejora nutricional. Aunque se utilizan ingredientes en crudo, que habitualmente son más costosos de digerir y que pueden causar gases, como el proceso de batir ayuda a la digestión, son aptos también para personas que no tengan gran capacidad digestiva.

Batidos de frutas

Ingredientes

100 gramos de frutos rojos (arándanos, fresas, moras, frambuesas…),
  cítricos como mandarinas, pomelo o kiwi, o fruta dulce rica en
  enzimas, como piña, papaya o mango
Una pizca de sal marina
100 gramos de semillas de cáñamo o semillas chía crudas
1 cucharada de miel cruda o mejor aún de sirope de ágave
Una pizca de vainilla (opcional)
Una pizca de canela (opcional)
Agua pura filtrada o agua de coco hasta cubrir los ingredientes

Preparación

Pon todos los ingredientes en el vaso de la batidora. Cúbrelos con agua
pura filtrada o agua de coco y tritura. Se puede emplear fruta congelada. Si lo deseas, puedes añadir también limón.

 Batidos de verduras

Ingredientes

Fruta dulce de tu elección
La misma cantidad (en peso) de verduras de hoja verde que de fruta.
  Las hojas verdes son las espinacas, la lechuga, la rúcula, los
  canónigos, los berros, los grelos, las endibias, el perejil, el cilantro,
  la col rizada… No son hojas verdes las verduras como el brócoli,
  la coliflor… ni hortalizas que botánicamente son frutas como el
  calabacín, el pepino, el tomate y el pimiento
1 dátil o un chorrito de sirope de ágave (opcional)
Agua pura filtrada al gusto, más o menos un vaso o hasta ajustar
  consistencia (cuanta más agua añadas, menos espeso será el
  batido)

Preparación

Pon todos los ingredientes en el vaso de la batidora y tritura. Aunque el color es verde, el sabor es dulce y delicioso. Los batidos de verduras sin lácteos constituyen una forma sencilla de ingerir minerales, vitaminas, clorofila, fibra e incluso proteínas.

El batido verde ha de saber rico: si no es así, prueba con otras combinaciones de hoja verde o añade más fruta. También puedes añadir edulcorantes sanos como dátiles, pasas, stevia o sirope de ágave o de arce.

Otras combinaciones

Fruta + hojas verdes + agua + batidora

Fresas + lechuga/espinacas/menta + agua

Kiwi + espinacas + agua

Mango + espinacas + agua

Mango + lechuga + berros + agua

Mango + perejil/menta + agua

Manzana + espinacas + agua

Melón + rúcula/cilantro + agua

Papaya + fresas + cilantro/menta + agua

Pera + canónigos + agua

Piña + pepino + lechuga + agua

Plátano + fresas + espinaca + agua

Plátano + lechuga + berros + agua

Plátano + espinacas + agua

Sandía + lechuga + agua

III. Germinados para una vida larga

Los germinados son semillas que hacemos brotar, activando en ellas la energía de la vida.

¿Cómo germinar semillas?

Pasos previos. Primeramente has de asegurarte de que la semilla no ha sido tratada. Es decir, que la semilla está cruda y sin pasteurizar. Recuerda que el proceso de pasteurización consiste en someter el alimento a 74 ºC durante 15 segundos, para después enfriarlo rápidamente a 4 ºC.

Tras este proceso, la semilla ya no está cruda. Un alimento que no está vivo no germina. Si un grano germina, es que tiene calidad suficiente para hacerlo, porque a cierto nivel de degeneración, las plantas dejan de ser capaces de reproducirse.

La mayoría de las semillas que se venden están pasteurizadas y no germinan. Para asegurarte de que germinan han de ser por supuesto granos integrales, pues un alimento refinado está muerto y la muerte no puede engendrar vida. Y también ecológicos.

Normalmente, los granos de procedencia ecológica y que están en crudo suelen germinar.

Primera noche. Dispón las semillas en un cuenco, cúbrelas con agua y déjalas toda la noche.

Primer día. A la mañana siguiente, hay que escurrir muy bien el agua y dejar los granos en un cuenco cubiertos por un paño de cocina o una servilleta hasta la noche. Si no se escurre bien el agua, los granos no germinan y se pudren. Para cerciorarte de que esto no ocurre, puedes dejarlos un par de horas escurriendo sobre un colador y después depositarlos en el cuenco.

Segunda noche. Por la noche, debes enjuagar con delicadeza los granos y volverlos a dejar escurrir dentro del colador para pasarlos posteriormente al cuenco y taparlos.

Segundo día. Al día siguiente, repite el proceso de enjuagar con delicadeza los granos, y sigue así hasta que el grano germine. Las semillas como el girasol o las almendras tardan menos (unas 12-20 horas). Si después de haberlas germinado presentan un sabor amargo, es que se han germinado más de lo necesario.

Los germinados más rápidos son los de lentejas y guisantes, que brotan al segundo día. La alfalfa, el fenogreco, el garbanzo, el rábano y el sésamo brotan al tercer día. Los brotes de brócoli tardan cuatro. Si una semilla no germina es que está muerta.

IV. Cremas de verduras sin sofrito, patata, ni nata

La que sigue es una «receta clave» para preparar infinitas cremas de verduras con el mismo sistema.

Se trata de poner en una cacerola la verdura de tu elección, bien troceada, añade puerro o cebolla picados, cubre todos los ingredientes con agua pura, a ser posible filtrada, y cuece durante unos 20 minutos.

Ingredientes

Elige una de las siguientes combinaciones de verduras cada vez:

30 % puerro/cebolla + 70 % calabaza
30 % puerro/cebolla + 70 % calabacín
30 % puerro/cebolla + 70 % trigueros
30 % puerro/cebolla + 70 % coliflor
30 % puerro/cebolla + 70 % brócoli
30 % puerro/cebolla + 70 % espinaca
30 % puerro/cebolla + 70 % tomate
30 % puerro/cebolla + 70 % pimiento
30 % puerro/cebolla + 30 % coliflor + 40 % brócoli

Mejor que no mezcles todas las verduras entre sí para que todos los purés no te parezcan el mismo.

Opcionalmente puedes añadir un trocito de apio, que actúa como condimento y potencia el sabor.

Preparación

Una vez cocida la verdura de tu elección y el puerro o la cebolla, rectifica el sabor con una pizca de sal marina atlántica y añade un chorrito de aceite de oliva de primera presión en frío.

Bate bien la crema hasta que adquiera el punto de pomada. Obtendrás una crema realmente exquisita.

Verás que no es necesario añadir ni patata, ni nata, ni quesitos, ni hacer un sofrito previo, ni cocinar la sal o el aceite de oliva.

Truco

Si estás acostumbrado a incluir la patata para espesar tus cremas de verduras, cámbiala por la coliflor, con la que conseguirás el mismo efecto espesante pero manteniendo el índice glucémico a raya.

Si no te gusta la coliflor, añade cebolla en lugar de patata y conseguirás un efecto similar.

V. Tres pasos para un plato fascinante de verduras al vapor

Ingredientes

Agua pura filtrada

La verdura de tu elección: puede ser de la familia de las coles (coliflor, brócoli, romanescu, coles de Bruselas, repollo, lombarda...), hojas verdes (espinacas, berza, acelgas, borraja, cardo...), alcachofas, judías verdes, hinojo, puerro, espárragos, calabaza, calabacín, etcétera

Sal marina

Pimienta (opcional)

Cúrcuma (opcional)

Levadura nutricional (opcional)

Aceite de oliva virgen extra

Importante: utilizar una olla con tapa

Preparación

PASO 1. Pon un dedo de agua en una olla que tenga tapa y echa encima las verduras cortadas.

PASO 2. Tapa la olla y cuece durante unos minutos, hasta que las verduras estén tiernas pero conserven un color verde intenso.

Cuando el color de las verduras es apagado, significa que nos hemos pasado con la cocción o que hemos puesto demasiada agua.

PASO 3. Saca las verduras de la olla, reservando el líquido, que se habrá coloreado.

Las verduras están listas para ser consumidas, tan sólo necesitan que les añadas una pizca de sal marina y un chorrito de aceite de oliva. Otras opciones son añadir cúrcuma y pimienta negra, levadura nutricional y luego el chorrito de aceite de oliva.

También puedes añadir un poco de miso al líquido de cocción y beberlo como un caldo vegetal antes de tomar las verduras.

> Si comer las verduras así no te resulta fascinante, puede ser que tengas embotados los sentidos. En este caso te conviene comer más sano y redescubrir los sabores más auténticos. Cuando tu paladar aprende a reconocer lo genuino, es capaz de disfrutar con ello.

VI. Verdura cocinada en crudo, ¡guau!

> A través de la técnica de la maceración puedes cocinar verduras en crudo.

Los alimentos pierden vida y, por tanto, propiedades nutricionales cuando se preparan con calor. Esto es debido al desperdicio de enzimas digestivas tras la cocción.

A la vez, hay verduras que tienen un sabor fuerte o que tienen un tacto duro y resulta difícil comerlas crudas. Por ejemplo las hojas verdes como la berza y la col crespa, o las coles en general como el brócoli o la lombarda. Poseen tanta fibra que su consumo en crudo puede ser difícil de digerir para algunas personas, además, pueden producir gases y dilatación abdominal. La manera ideal de consumirlas es utilizando la técnica de la maceración.

¿En qué consiste la técnica de la maceración?

La técnica de la maceración consiste en picar las verduras en juliana y mezclarlas con el siguiente aliño, dejándolas a temperatura ambiente durante un mínimo de 4 horas: sal marina, zumo de limón y aceite de oliva al gusto.

Es necesario que las verduras se impregnen bien del aliño. Si te es posible dales una vuelta con las manos de vez en cuando. Opcionalmente, también puedes añadir ajo picado, cebolla picada muy fina o incluso cortada con la mandolina, hierbas aromáticas como orégano, perejil, albahaca, salvia, eneldo... y otras hortalizas finamente picadas como pepino, pimiento o tomate.

Cuando hayan pasado un mínimo de 4 horas, puedes degustar las verduras maceradas. Por la acción del aliño, el plato se habrá precocinado, igual que ocurre con los boquerones en vinagre. Las verduras se habrán ablandado y su sabor se habrá suavizado. Incluso habrán soltado jugo. Sin embargo su color será brillante e intenso, como cuando se cocina al vapor, y no como cuando se cuece, se fríe o se hornea. Esto es porque las verduras no se habrán oxidado. La naturaleza nos da la pista de lo que es bueno. La verdura macerada mantiene sus enzimas intactas y a la vez es más digestiva, es una manera de comer cocinado en crudo.

Puedes dejar en maceración las verduras hasta 24 horas, pasadas las cuales éstas pueden empezar a fermentarse y pudrirse.

VII. Ensaladas imprescindibles

Una ensalada puede ser abundante y lo ideal es que tomes una en cada comida.

Ingredientes y preparación

Elige una hoja verde como rúcula, berros, canónigos, mezclum, lechuga, cogollos, escarola, endibias, achicoria... y una o varias hortalizas, que pueden ser tomate, pepino, aguacate, pimiento, cebolla, apio, rabanito, aceitunas, remolacha...

Añade semillas crudas o germinadas.

Después aliña con sal marina, aceite de oliva y zumo de limón.

Esta sensación de bienestar no es para ser leída, sino para ser vivida. Es un reconocimiento a tu verdadera esencia y naturaleza. Si sales a cenar a un restaurante de lujo y ves en la carta una ensalada tan natural, puede que la descartes y elijas un plato más sofisticado. Sin embargo, si está preparada con ingredientes auténticos, cuando la comes, sientes el gozo de cuidarte y el sabor de lo que es de verdad.

Una ensalada nutritiva de verdad se prepara con ingredientes ecológicos: por ejemplo una lechuga buena, crujiente, fresca, que tiene sabor, un tomate que huele a planta y un aguacate cremoso y en su punto, aliñada con sal marina y no sal química y aderezada con un aceite de oliva oscuro, denso y puro, de sabor fuerte y real.

VIII. Salsas, aliños y patés vegetales, tres ases en la nevera

Te sugiero aliñar con sal marina y aceite de oliva las ensaladas y las verduras al vapor. Sin embargo, si quieres darles un toque diferente, te propongo también otros deliciosos aliños.

Salsas y aliños

Salsa de ajo y perejil. Se prepara mezclando ajo picado, perejil fresco picado, aceite de oliva, zumo de limón y sal marina.

Salsa de ajo y orégano. Mezcla ajo picado, orégano seco, aceite de oliva, zumo de limón y sal marina.

Salsa de remolacha, zanahoria y apio. Dispón en el vaso de la batidora remolacha, zanahoria y apio picados, añade aceite de oliva, zumo de limón y sal marina. Puedes añadir una pizca de jengibre. Bate bien todos los ingredientes y aliña con ella las verduras.

Patés vegetales

Los patés vegetales son otra opción para ensalzar platos sencillos de verduras. También acompañan crudités, visten platos de cereales o legumbres cocidas y rellenan sándwiches junto a hojas verdes, rodajas de tomate natural, de pepino y germinados.

Paté de remolacha, zanahoria y apio. Dispón en el vaso de la batidora aguacate, remolacha, zanahoria y apio picados, añade aceite de oliva, zumo de limón y sal marina. Puedes añadir una pizca de jengibre. Bate bien todos los ingredientes. Es la misma receta que la salsa pero con la adicción de un aguacate. Ayuda a aplacar los deseos de dulces.

Paté de algas. Remoja toda la noche y por separado 3 tiras de algas espagueti de mar y 2 cucharadas soperas de semillas de cáñamo. Escurre el agua y bate el conjunto con un cuarto de cebolla dulce, aceite de oliva y zumo de limón al gusto, y una pizca de sal marina, añadiendo un poco de agua.

Hummus sin garbanzo. Tritura un calabacín crudo y pelado con 1 cucharada sopera de tahini o pasta de sésamo, aceite de oliva, zumo de limón y sal marina. En lugar de la sal marina, puedes añadir una ciruela umeboshi. Otra variante es el hummus de pimiento rojo. Es la misma receta, sólo tienes que sustituir el calabacín por un pimiento.

Tapenade. Se trata de triturar aceitunas negras o verdes sin hueso, con nueces, pimiento rojo y aceite de oliva.

Paté de alcachofas. Tritura alcachofas cocidas con tomate seco, almendras o piñones (opcional), zumo de limón y un chorrito de aceite de oliva.

Paté de lentejas. Tritura lentejas cocidas ya salpimentadas, con cebolla cruda y un chorrito de aceite de oliva y limón.

Mejor es la comida de legumbres donde hay amor,
que de ternero cebado donde hay odio.

[SALOMÓN]

IX. Platos de cereales integrales que no aburren

Los cereales y las legumbres son verdaderos comodines en la cocina. Son alimentos muy económicos y no son perecederos, por esta razón constituyen un fondo de despensa básico.

Hay una lista enorme de cereales y de legumbres.

Cereales idóneos para comer son el arroz integral, la quinoa y el mijo. También el centeno en forma de pan. El maíz sólo si es ecológico.

Legumbres ideales pueden ser los garbanzos, las lentejas o el azuki.

Puedes cocinarlas y saltearlas con verduras variadas cada día. Constituyen el segundo plato ideal del que hablo en el apartado «Almuerza con lo que ya sabes». Sin embargo...

Mi recomendación especial de consumo para cereales y legumbres es tomarlos en forma de germinados. Como hemos visto, los germinados son granos que están crudos pero que la naturaleza ha predigerido, trasformando sus moléculas complejas en otras más simples y fáciles de digerir. Es una manera de consumir alimentos reyes crudos.

Sigue los pasos del apartado correspondiente sobre cómo germinar y después utiliza el germinado como si fuera un grano cocido. Por ejemplo, puedes preparar una ensalada de arroz integral o de quinoa germinada con tomate, pepino y cebolla, y aliñar con sal marina, aceite de oliva y zumo de limón. Esto mismo lo puedes hacer con el cereal cocido. El tiempo de cocción de cada cereal varía, así como la cantidad de agua que necesita. Sólo tienes que seguir las instrucciones que vienen en el envase.

De igual modo puedes germinar las legumbres. Una vez germinadas, añádelas a una ensalada de verduras o prepara un paté como por ejemplo el hummus o el paté de lentejas.

Si las legumbres germinadas tienen un sabor fuerte para ti, puedes escaldarlas. Escaldar consiste en sumergirlas en agua hirviendo entre

10 y 30 segundos y después sumergirlas 5 segundos en agua helada. De este modo, el sabor se vuelve mucho más suave.

Tanto los cereales como las legumbres cocidas o germinadas pueden saltearse con verduras variadas. Recuerda que ambos son alimentos reyes y, por tanto, combinan bien con vegetales. Son alimentos reyes muy energéticos idóneos para la comida de mediodía.

X. Dulces sin azúcar, lácteos ni gluten
Dos ideas Morenini para satisfacer tus necesidades de dulce

A continuación te ofrezco dos ideas Morenini para satisfacer tus necesidades de dulce, pero que, en lugar de contener alimentos que acidifican el pH de la sangre, como huevos, lácteos y azúcar, se basan en alimentos ricos en ácidos grasos esenciales, vitamina E, hierro y calcio.

1. **Trufas de chocolate.** Para preparar unas trufas de chocolate sin azúcar, remoja por separado la misma cantidad de dátiles que de nueces. Pasadas 4 horas, escurre los dátiles y reserva el agua del remojo. Quítales la semilla y resérvalos.

   Escurre y desecha el agua donde has remojado las nueces. Enjuágalas bien. Con ayuda del robot de cocina, tritura juntos las nueces y los dátiles, añadiendo unas gotas de agua del remojado de los dátiles. Refrigera la pasta resultante un par de horas. Después forma trufas redondas, pasa algunas por cacao en polvo y otras por coco rallado.

2. **Falsa *mousse* de falso chocolate.** Para preparar una *mousse* de chocolate sin azúcar y sin huevo, bate un aguacate con un poco de cacao en polvo y sirope de ágave al gusto. Una vez obtenida la «*mousse* de chocolate», disponla en copas de cristal y refrigérala un par de horas antes de servirla. En el momento de comerla puedes adornarla con frambuesas frescas.

   El sabor y la textura son similares a los de la *mousse* de chocolate, pero estás evitando alimentos que acidifican el pH de la sangre, como huevos, lácteos y azúcar.

PARTE 4

Los tres obstáculos
más comunes
y cómo solucionarlos

Ansiedad por comer: diez ideas para no sucumbir a los antojos de comida basura

Diez preguntas para saber si comes la cantidad adecuada

Por qué algunos suben de peso al vegetarianizar su dieta

Es más fácil reprimir el primer capricho
que satisfacer a todos los que le siguen.

[ABRAHAM LINCOLN]

Ansiedad por comer: diez ideas para no sucumbir a los antojos de comida basura

Existe una herramienta muy poderosa que te puede ayudar a conseguir modificar tu forma de alimentarte. Se trata de la herramienta del modelaje y consiste en imitar la manera que tiene de alimentarse alguien a quien admires. No tienes por qué admirar todo de esta persona, basta con que admires la forma en que elige los alimentos que consume, cómo los come, las cantidades que come...

Cuando tengas ansiedad por comer alimentos que no te convienen pregúntate ¿qué haría esta persona a quien yo admiro ante el impulso de comer comida no deseada?

Diez ideas Morenini para no sucumbir a los antojos de comida basura

Aquí te dejo una serie de trucos para manejar los caprichos de comida acidificante. Si los sigues cuando un antojo te aceche, podrás hacerte con él.

PRIMERO. Discierne entre necesidad o deseo. Si lo que sientes es hambre verdadera, te comerías una manzana. Cuando tengas esa sensación de urgencia por comer pregúntate ¿me comería una manzana o lo que deseo es otra cosa?

Se trata de que cuando tengas urgencia por comer algo, averigües si esta urgencia es física o psicológica. ¿Tienes urgencia por comer una manzana o es urgencia por comer chocolate?

A veces nuestro organismo nos pide lo que necesita, normalmente se trata de alimentos que no tienen propiedades adictivas. Puede ocurrir que te apetezca mucho comer brócoli, espinacas o arándanos. ¿Conoces a alguien adicto al brócoli, a las espinacas o a los arándanos? Yo no.

¿Conoces a alguien adicto al azúcar?

SEGUNDO. Diferencia entre el hambre y la sed. A veces se puede confundir la sensación de hambre con la de sed, por estar desconectados de nuestras propias sensaciones. Prueba a beber agua y esperar un poco.

TERCERO. Bebe una infusión calentita. Dejar pasar el tiempo y apaciguar el estómago con una tisana caliente te ayuda a serenarte ante un antojo.

CUARTO. Distráete con algo que te interese y te absorba. Puede ser leer un buen libro, disfrutar de una llamada de teléfono, jugar con tu gato, escuchar un buen programa de radio, ver un video de crecimiento personal en www.youtube.com, etcétera. Al cabo de media hora, ¿se ha intensificado tu deseo de comer o ha disminuido?

QUINTO. Pregúntate cuestiones prácticas. ¿Cuándo comí la última vez? ¿He hecho ya la digestión? ¿Me aplacaría comiendo algo tan sencillo como una manzana?

SEXTO. Pregúntate por tus emociones en el momento en que tienes ansias de comer comida basura. Indaga en la respuesta a las siguientes cuestiones: ¿Me siento solo? ¿Estoy enfadado? ¿Siento ansiedad? ¿Me aburro? ¿Estoy cansado?

Si tiras del hilo y averiguas por qué y para qué te sientes solo, enfadado, ansioso, aburrido o cansado, podrás liberar la emoción y dejarla marchar, habiendo aprendido sobre ti mismo gracias al mensaje que ésta te ha trasmitido.

SÉPTIMO. Sigue un plan de comidas diario. Así te anticipas a los antojos. Es importante saciarse e incluir cada día los cinco sabores en tu selección de alimentos: ácido, amargo, salado, astringente y dulce.

Incluir el sabor dulce es particularmente importante para tratar con los antojos de azúcar. En muchas ocasiones estas ansias suelen responder a la necesidad de saciar el sabor dulce durante el día, cosa que puede hacerse de manera muy sencilla tomando verduras que naturalmente tienen este sabor, como la zanahoria, la remolacha, el pimiento rojo o la calabaza. Dulce no significa postre.

OCTAVO. Lávate los dientes, de este modo, disminuirán las ganas de seguir comiendo.

NOVENO. Date ánimos. Revisa tu cuaderno especial personal con tus anotaciones y tus progresos, escribe y lee frases de refuerzo como: «¡Ánimo que lo voy a conseguir!, ¡Si quiero, puedo!».

DÉCIMO. Y si aún con esto has sucumbido al antojo... No pasa nada. Lo importante para tu organismo es lo que haces habitualmente, no tiene importancia un capricho puntual...

¿Qué ocurre si sucumbir a los antojos no es un capricho puntual?
En este caso, conviene que revises tu motivación para ver si te estás pidiendo demasiado y has de bajar el nivel. Se trata de que te sientas

bien con tus elecciones personales, sin vergüenza, sin culpa y sin preocupación.

A medida que comes más sano, tu organismo se va depurando naturalmente y necesitando cada vez menos comida para funcionar óptimamente.

Si la comida era una forma de escapar de tus emociones y disminuyes la cantidad de comida que ingieres, comer menos puede constituir un gran desafío. Porque entonces ¿qué haces con las emociones que sientes? ¿Cómo las tapas o las evades?

En este caso, ¿qué te parece la idea de escuchar tus emociones y recibir el mensaje que te intentan trasmitir? Si sigues comiendo más de lo que necesitas, aunque sea de forma más sana, continuarán las digestiones pesadas, los gases, la hinchazón abdominal, el letargo después de comer...

> Piensa que si eliges los alimentos apropiados puedes comer todo lo que quieras, sentirte fenomenal y estar en tu peso. Y aunque esto es así al principio del cambio de hábitos, la moderación en el comer es la clave.

Si te das un atracón de frutas dulces o frutos secos crudos, por muy sanos que sean, ya que son alimentos vivos, parece que estás actuando compulsivamente. La comida no es una droga aunque se use como tal dado que no se necesita receta médica.

Ya sabes que los actos compulsivos tratan de tapar estados emocionales. ¡La comida sana sigue siendo comida al fin y al cabo! Tener una salud óptima depende de muchos más factores.

Si te fijas en la naturaleza los animales no preparan platos gourmet, ni siquiera suelen comer varios alimentos combinados a la vez: la vaca come hierba y la ardilla nueces, así de simple.

Nosotros también podemos comer preparaciones más sencillas y cantidades menores para encontrarnos bien.

Muchas personas con sobrepeso piensan que si consiguen tener un cuerpo diez todos sus problemas desaparecerán. Creen firmemente que las personas delgadas no tienen problemas y que les va todo bien en la vida. La realidad es muy distinta. Estar delgado no significa ser feliz, igual que tampoco son sinónimos de felicidad estar sano, tener pareja o ser millonario. La felicidad es algo que emana de nuestro interior y no tiene que ver con caber dentro de una talla 36. Esto es muy frecuente en las personas que se inician en una alimentación más sana.

La virtud es una disposición voluntaria adquirida,
que consiste en un término medio
entre dos extremos malos,
el uno por exceso y el otro por defecto.

[ARISTÓTELES]

Diez preguntas para saber si comes la cantidad adecuada

Igual que a veces tienes sed y crees que en realidad lo que tienes es hambre, en otros momentos te puede entrar la duda de si estás comiendo la cantidad suficiente de alimento o si te estás excediendo en la ingesta.

El siguiente es un sencillo cuestionario de diez preguntas para saber si tienes tendencia a comer en exceso o a elegir alimentos que no son adecuados.

Responde sí o no:

1. Tengo sobrepeso u obesidad.
2. Suelo concentrar mi energía en lo que voy a comer.
3. Alterno períodos en los que como compulsivamente y otros en los que me privo de la comida.
4. A menudo, como sin hambre.
5. Cuando como determinados alimentos como chocolate, galletas o patatas fritas, no puedo parar.

6. Delante de los demás, como con moderación, luego en privado como con ansia, sobre todo pan, pasta, bollos, galletas, chocolate, patatas fritas, frutos secos, saladitos…
7. Nunca me dejo nada en el plato.
8. Como mientras veo la tele o delante del ordenador.
9. Como para sentirme mejor.
10. Estoy obsesionado con conseguir un cuerpo perfecto a la vez que me obsesiona la comida.

Si has respondido que sí a la mayoría, tu cuerpo está recibiendo combustible que no necesita, tanto por su cantidad como por su naturaleza.

El sobrepeso o las digestiones pesadas por comer alimentos no adecuados o en demasía son la consecuencia, no son el problema en sí. El consumo de comida mala y en exceso es un síntoma de un padecimiento emocional. Conseguir comer de forma moderada, tener un cuerpo perfecto o controlar lo que se come no es la solución. Esto es sólo tratar la señal que nos envía el cuerpo de que hay un desequilibrio emocional, pero si la causa persiste, el consumo de alimentos en exceso y posterior sobrepeso reaparece.

Cuando has de solucionar algo que te afecta a nivel emocional y no lo haces, mantienes activa la causa de tus malestares. Nos empeñamos en arreglar los síntomas, pero incidir en los síntomas no remedia lo que nos aqueja.

Igual que comer en exceso o alimentos veneno es un síntoma, en otros ámbitos de la vida brotan otros síntomas que indican que algo no va bien: enfermedades que reaparecen si el patrón emocional que hay debajo no se ha tratado (alergias, cáncer y demás enfermedades de tipo autoinmune); relaciones sentimentales frustradas que siguen un esquema similar una y otra vez; enfados con diferentes amistades que se producen habitualmente por las mismas razones; idéntico descontento profesional aunque se cambie de empresa e, incluso, de profesión; insuficiente estabilidad económica por más que se trabaje o se progrese profesionalmente…

Por esta razón, tomar medicamentos, cambiar de pareja, de amigos o de trabajo no aporta la solución a la insatisfacción del alma.

Muchas personas que comen en exceso o que eligen mal sus alimentos gastan mucho dinero y energía intentando controlar lo que perciben como un problema de peso. Utilizan remedios como la criolipolisis, la liposucción, las dietas milagro tan dañinas como la proteinada o la Dukan, masajes y pastillas para adelgazar, barritas y batidos para sustituir las comidas... Se intenta todo para, finalmente, descubrir con frustración que se sigue padeciendo sobrepeso y malas digestiones, porque una relación desordenada con la comida es un síntoma de una dificultad de índole emocional. Igual que las enfermedades que reaparecen, las relaciones sentimentales que se frustran por las mismas razones, los enfados similares con amistades diferentes o la insatisfacción laboral, por más que se cambie de trabajo o incluso de profesión.

Comer en exceso y de forma inapropiada es una elección que puede modificarse a través de reparar nuestro sufrimiento emocional. Y para ello lo que hace falta es un trabajo de trasformación personal.

Aunque parezca lo contrario, una adicción a la comida es más difícil de erradicar que una adicción al alcohol o al tabaco, porque no puede cortarse de raíz. Salvo algunos yoguis y otros seres muy evolucionados que se alimentan de la energía del sol, los demás hemos de comer para vivir. Por eso no puedes cortar de raíz la adicción a la comida.

Sin embargo, hay algo que puedes hacer. Se trata de crear la visión óptima de ti mismo y de tu vida, consiguiendo a través del desarrollo personal lograr tus propósitos de paz y armonía. La consecuencia de estar en paz contigo mismo es que las elecciones dietéticas que haces son las adecuadas.

¿Qué puedes hacer ahora para generar paz en tu vida?

Llevo dentro de mí mismo un peso agobiante:
el peso de las riquezas que no he dado a los demás.

[Rabindranath Tagore]

Por qué algunos suben de peso al vegetarianizar su dieta

Todos los nutrientes que se necesitan están en el reino vegetal, salvo la vitamina B12. Si ocasionalmente tomas pescado, huevos o productos lácteos, ahí la tienes. Un vegano o crudivegano estricto, que nunca tome subproductos animales, puede tomar de vez en cuando un complejo de vitaminas del grupo B.

Ya sabes, tampoco es necesario comer más proteína por ser vegetariano, tranquilo que si sigues una alimentación variada y basada en alimentos de calidad, no te faltará nada.

Algunas de las personas que cambian a una alimentación más vegetariana, con sorpresa, observan que aumentan de peso, si bien su alimentación en teoría se ha vuelto más saludable. Esto parece una contradicción.

Por la herencia de las famosas dietas de adelgazamiento de tipo hiperproteico, se considera que los hidratos de carbono son los responsables de este aumento de peso. Ciertamente, en la alimentación vegetariana, se consumen menos proteínas y más hidratos de carbono que en una alimentación omnívora. En concreto, menos proteínas de origen animal y más hidratos de carbono complejos.

Pero ésta no suele ser la causa del aumento de peso.

En muchos casos, cuando una persona se inicia en una dieta vegetariana clásica con huevos y lácteos, aumenta sin darse cuenta su consumo de grasas saturadas, porque sustituye la carne y el pescado por huevos y lácteos, pero no por verdura.

Así que, ¿de dónde vienen estas grasas saturadas? Del queso, de los huevos y de la bollería industrial preparada con grasas hidrogenadas.

Aunque también habría que descartar un cambio de tipo hormonal o en el estilo de vida, como la disminución de la actividad física. He observado durante años en mi práctica profesional que las personas que se inician en la dieta vegetariana ingieren más cantidades de alimentos de las que necesitan. Además estos alimentos suelen ser ricos en grasas saturadas, como el queso y los huevos.

Con una mayor cantidad de comida, se produce una mayor cantidad de grasas, que provienen fundamentalmente de los lácteos. Esto obedece al miedo a no ingerir suficiente proteína al no saber qué alimentos consumir o no tener opciones cuando se come fuera de casa.

También puede presentarse una sensación de hinchazón abdominal por el cambio intestinal que supone un aumento en la ingesta de fibra, pero esto desaparece con el tiempo, cuando el organismo se habitúa.

Los nuevos flexivegetarianos que suben de peso a menudo incorporan alimentos muy interesantes en su dieta, pero el problema es que los mezclan y los comen todos a la vez y en todas las comidas, sobrecargando la alimentación. Es muy típica una ensalada que lleve «de todo»: queso, huevo cocido, lentejas cocidas, frutos secos, semillas variadas... y sólo un poco de lechuga.

Por los mitos que existen relacionados con la alimentación vegetariana, aún hoy en el siglo XXI, quienes se acercan al vegetarianismo tienen miedo de no ingerir todos los nutrientes que necesitan. En muchos casos se tiene miedo de no ingerir las proteínas necesarias, y se recurre al queso de forma habitual, con idea de suplir esta carencia, que es inexistente.

Me resulta simpático que una persona que ha decidido comer de una forma más vegetariana tenga que preocuparse por alimentarse bien y un omnívoro no. Parece que hay que ser un experto en nutrición para poder alimentarse de vegetales y hacer malabarismos para que la salud no se resienta.

Pero se puede ser más vegetariano y sentirse relajado respecto a la alimentación. Y esto se consigue estando bien informado y practicando, igual que cuando se aprende a conducir. Hay que saberse la teoría y luego llevarlo a la práctica personal de cada uno.

Para las personas que enfocamos la nutrición desde un punto de vista natural, los alimentos verdaderamente valiosos no son los que contienen muchos nutrientes, sino los que se digieren con facilidad, los menos densos y más ricos en agua. ¿Cuál es el truco? Comer variado, pero no es necesario hacerlo en la misma comida, sino por ejemplo, a lo largo de la semana; de hecho, las mezclas excesivas en la misma comida son las que comprometen principalmente la digestión y el metabolismo, provocando un aumento de peso.

Los alimentos vegetarianos puros, frescos y naturales, como las verduras de hoja verde o las hortalizas, no sobrecargan nuestro sistema digestivo, y no nos desgastan.

Se trata de seguir una alimentación variada, de este modo, te beneficiarás de lo que aportan todos los alimentos vegetarianos.

No es necesario aumentar las cantidades ni combinar aminoácidos en la misma comida para obtener la proteína completa. Éstos son mitos que se han ido superando a medida que el número de vegetarianos ha ido en aumento y se conoce más sobre ello.

Es interesante saber que ingredientes como el azúcar, el café, el té, el alcohol y el tabaco actúan como inhibidores de la absorción de otras sustancias que necesitamos para funcionar correctamente.

Por el contrario, el hierro que procede de fuentes vegetales se absorbe mejor en presencia de vitamina C; y el calcio de las algas, ricas en magnesio, se asimila más que el calcio de la leche, rica en proteínas animales, que resultan ser acidificantes.

Los alimentos vegetales que contienen más calcio son el sésamo (se asimila especialmente bien triturado, en forma de pasta de sésamo o tahini), las almendras, el brócoli y las algas. Además no aportan grasa saturada ni proteína animal como la leche, sustancias acidificantes de la sangre. Para alcalinizar la sangre acidificada, el cuerpo usaría sus reservas de calcio, procedente de los dientes y los huesos, por eso beber leche de animales para evitar carencias de calcio y osteoporosis produce el efecto contrario. Aunque la leche es rica en calcio, también es rica en proteína animal y ésta es la causa de que su ingesta exagerada produzca descalcificación.

Una vegetariana embarazada o alguien vegetariano que esté pasando por una etapa de estrés físico o mental debe descansar más y comer alimentos lo más variados y frescos que pueda.

Recurrir a la carne o tomar lácteos en exceso, al margen de sus connotaciones éticas, no es necesario, es contraproducente.

Quien esté vegetarianizando su dieta, se refleje en esto y quiera bajar de peso, bastará con que:

— Haga pocas mezclas de alimentos densos en sus comidas.
— Minimice o elimine su consumo de lácteos.
— Aumente la cantidad de verduras y hortalizas frescas.

Al fin y al cabo, lo que ha elegido comer quien quiere comer más vegetariano son, precisamente, vegetales.

PARTE 5

El secreto
de la salud radiante

¿Qué significa estar sano?

Cómo mantener lo logrado

Sentido común para la belleza, el bienestar y el equilibrio

Mens sana in corpore sano.

[SÁTIRAS DE JUVENAL]

¿Qué significa estar sano?

La salud es la paz de la mente en el cuerpo.

El cuerpo es un medio que nos ayuda día a día a la realización de los deseos del alma. Sin embargo, solemos verlo como el fin último y nos esforzamos en conseguir sus objetivos: que esté ágil, que no tengamos arrugas o que las digestiones sean livianas.

Los objetivos del alma han de ser prioritarios sobre los del cuerpo. Porque cuando el alma está en paz, el cuerpo funciona de manera óptima. Y dentro de todos los objetivos del alma, el principal, es la paz mental.

Con frecuencia, pretendemos conseguir varias cosas a la vez sin darnos cuenta de que son incompatibles entre sí. Por ejemplo nos gusta la idea de ser auténticos, pero no queremos renunciar a buscar la aprobación de los demás tratando de caer bien a todo el mundo. Otras veces decimos que queremos paz, pero a la vez estamos enfadados con el Universo.

Un cuerpo sano se protege a sí mismo contra la enfermedad porque de modo natural busca la salud. La enfermedad aparece como un síntoma de un desequilibrio a nivel emocional. Puedes imaginar con facilidad cómo el miedo crea una inestabilidad que se refleja en el cuerpo, a través de los temblores, la boca seca o la parálisis motora. El cuerpo hace de espejo de todas las emociones que sentimos. Por eso cuando sentimos paz estamos sanos.

Cuando vives sin miedo, es decir desde la paz, la aceptación y el amor, tu sistema inmune se fortalece. Cuando tomas conciencia de que estás a salvo, que el Universo es amable y abundante, y que todo lo que pasa obedece al orden divino, entonces el cuerpo, que posee la inteligencia que crea mundos, obra milagros. Por eso, cuando las personas que están enfermas entienden a nivel celular la importancia de estar en paz, sanan su cuerpo. La ciencia lo ha llamado remisión espontánea pero es el amor, entendido como la ausencia del miedo a vivir, lo que eleva la vibración del cuerpo hasta conducirlo a la salud.

Un pensamiento y una emoción, ambos, liberan una cierta química en el organismo. Por eso podemos decir que todas las enfermedades tienen su origen en la mente.

Resulta extravagante la idea de «luchar contra la enfermedad» cuando ella misma es el resultado de una lucha interna no resuelta. La enfermedad es un efecto y no la causa de los que nos pasa.

Por eso la curación debe centrarse en sanar las heridas emocionales. La enfermedad no es más que una respuesta desesperada para la supervivencia. Toda curación real y profunda sucede primero a nivel mental y emocional siendo el enfermo el artífice y responsable de su propia curación. Es una fantasía pensar que se puede curar la enfermedad sin la participación de su protagonista. La salud es la paz mental y toda cura consiste en desprenderse del miedo a través del perdón y la aceptación.

Veámoslo con una metáfora: imagina que vas conduciendo un coche y de pronto se enciende un piloto en el salpicadero. Una luz roja que parpadea e indica algo. Puedes hacer dos cosas:

1. Parar y quitar el fusible que da vida a esa luz. De este modo, apagarás esa luz desagradable y podrás seguir conduciendo sin molestias.
2. Atender al aviso y ver lo que significa esa luz que parpadea en el salpicadero.

La primera opción es la que eliges cuando te sientes mal y esperas a que se te pase o te tomas un medicamento, sin cambiar nada en tu vida. Cuando tomamos medicamentos, en realidad, le decimos al cuerpo «no me molestes»; y lo agredimos con una sustancia química extraña. Le mandamos callar.

El cansancio mental y físico es el recurso del organismo para salvarnos la vida; pero en lugar de agradecer su aviso, alargamos las jornadas, considerando el cansancio como una debilidad, cuando es la reparación natural para garantizar la supervivencia.

Para que la curación suceda, es importante entender antes el sentido de la enfermedad. Es sencillo si comprendes que la negación de las emociones es interpretada por el cuerpo como una negación a la vida. Has de saber que todo efecto físico es originado primero a nivel emocional. La enfermedad es una solución paradójica de la biología a una situación de emergencia espiritual.

Los desechos muertos que flotan en el organismo son células dañadas pero que aún tienen vida. Es importante eliminarlas para que el cuerpo recupere su equilibrio y la enfermedad no llegue a imponerse.

El deseo del cuerpo es estar sano, no enfermo. Hoy se sigue contemplando la enfermedad como un mal en sí mismo. Es una pena que las investigaciones se orienten en la dirección equivocada. En la actualidad hay más personas que viven de la investigación del cáncer que enfermos de cáncer. La tecnología ha avanzado en la supresión de los síntomas, pero el hombre después de tantos siglos sigue enfermando y hay más enfermos que nunca. Al centrarnos en los efectos dejamos la causa sin corrección, lista para reaparecer más adelante. Necesitamos una nueva medicina que nos ayude a crear salud y no a curar enfermedades.

Y si éstas ya se han declarado… la medicina debe integrar un nuevo estilo de alimentación, ¿recuerdas cuando mencioné cómo es la comida tipo de los hospitales?

Discúlpeme, no le había reconocido:
he cambiado mucho.

[OSCAR WILDE]

Diez ideas Morenini para recuperar la salud

1. **Mantén una actitud positiva ante todas las circunstancias de la vida.** No sabemos nada y lo que hoy te parece un fastidio puede ser algo que agradezcas enormemente mañana.

2. **Vive desde el amor sin ninguna clase de temor.** Si haces esto, no tienes nada que perder pero mucho por ganar. También puedes pasarte la vida viviendo desde el miedo para comprobar, cuando te estés muriendo, que se te ha agotado el tiempo y has perdido la oportunidad de ser feliz cada día, durante todos tus días.

3. **Deja de fabricar emociones negativas y repara cualquier herida personal.** ¿De qué te sirve quedarte anclado en el dolor y el sufrimiento que una vez sentiste? Pasa página, sana tu dolor y ríete de ti mismo. No te des tanta importancia, en esta enorme galaxia somos seres insignificantes.

4. **Perdona sin reservas.** Cuando no perdonas, quien más sufres eres tú, porque estás reviviendo una y otra vez la ofensa que has recibido. Libérate del odio y entiende que cada cual actuamos como mejor sabemos y podemos. Todos estamos aprendiendo.

5. **Sé auténtico y coherente.** Quien te quiere, te quiere por quien eres de verdad. No pretendas tener a tu alrededor personas que quieran a un ser que no eres tú. Es maravilloso mostrarse como uno es y darse cuenta de que no hay que hacer nada para recibir el amor de los demás. Si no te gustas, mejora, pero no finjas ser quien no eres, es agotador.

218

6. **Sigue una nutrición sana.** A lo largo de esta obra hemos hablado de lo importante que es comer de manera adecuada. Fíjate que en este listado lo sitúo en el sexto nivel. De nada sirve llevar una nutrición óptima si no estás en paz contigo mismo. De hecho, creo firmemente que puedes alimentarte como quieras y estar sano, si estás en paz; pero no creo que una nutrición óptima sin paz pueda ser fuente de salud.

7. **Desintoxica el cuerpo.** Elimina los venenos que hacen que tu organismo se encuentre intoxicado. Prueba las sugerencias de esta obra y planifica una monodieta depurativa o un ayuno.

8. **No lo envenenes más.** Una vez depurado tu organismo, dale lo mejor. Cuídalo como si fuera un templo y honra el regalo que has recibido al tener un vehículo para tu alma.

9. **Realiza ejercicio regularmente.** Recuerda el dicho *mens sana in corpore sano,* que significa «mente sana en un cuerpo sano». La salud del cuerpo retroalimenta la del alma. Somos un todo y estamos conectados en ambas direcciones. Un cuerpo sano ayuda a fortalecer el alma y le anima a observar una vida llena de virtud y paz interior.

10. **Haz vida al aire libre.** Recuerda que somos animales y que la naturaleza es nuestro hábitat. Contacta regularmente con los árboles, el mar, el aire puro. La mente y el cuerpo necesitan volver a casa. Aunque vivas en un bajo interior en un edificio de una gran ciudad, recuerda que nuestra casa verdadera es el planeta Tierra, en todo su esplendor y pureza.

Lo importante es lo primero, después lo urgente. O a la vez.

Se trata de disolver el bloqueo emocional que te hizo enfermar, de desintoxicar tu organismo de pensamientos dañinos y de alimentos veneno. De volver a reconectarte contigo mismo y con tu propia esencia.

Bendice tu cuerpo a diario y dale gracias por el enorme trabajo que hace cada minuto para mantenerte con vida. Procúrale paz mediante una vida libre de tóxicos que incluya una alimentación adecuada. La sanación es un proceso de vuelta a la sensatez y al amor.

Ahora ya sabes que la enfermedad es evitable.

Un hombre ha de mantener su amistad
en continua reparación.

[Henry Fielding]

Cómo mantener lo logrado

Una vez has conseguido tu propósito de alimentarte normalmente de forma moderada, eligiendo los alimentos que de verdad deseas para ti, preparados adecuadamente y en su cantidad justa, querrás mantener los nuevos hábitos en tu vida. Para ello puedes seguir los siguientes diez consejos. Para conseguir tu objetivo, haz un poquito de todo, todo lo positivo suma y al mismo tiempo se van estableciendo sinergias.

Diez ideas Morenini para mantener lo logrado

1. **Lleva un plan diario de comidas,** anotando lo que desayunas, lo que tomas a media mañana, lo que comes, la merienda y la cena. Síguelo como una nueva rutina integrada en tu día a día.

2. **Haz una lista de las actividades** en que puedes centrarte en lugar de en la comida. Así cuando lo que comes o dejas de comer está demasiado presente en tu mente, puedes desviar tu atención hacia otro tipo de tareas que te resulten estimulantes. Esta idea también es útil si sientes ansiedad por comer.

3. **Mira fotos de tu yo antes y tu yo después,** ¿cómo luces ahora una vez que has conseguido lo que quieres? Hazte una foto y pégala en algún lugar donde la veas a diario. Puede ser una foto

de un momento feliz y de serenidad o donde salgas muy bien. Mantén la visión óptima de ti mismo a mano. Esta foto ha de fomentar el deseo de conservar o retornar a la mejor versión de ti mismo. Si la foto no contribuye a tu bienestar y te hace sentir culpable porque te comparas negativamente con ella, entonces omite este punto.

4. **Evita culparte.** Si te vas a comer un donut, ¡al menos disfrútalo! La culpa estresa y el estrés no contribuye a tu bienestar. Practica el perdón contigo mismo y también con los demás. El odio y los malos sentimientos no benefician a nadie, a quien menos al que los siente.

5. **Vive de forma sencilla y pacífica en el momento presente.** Como lo hacía el maestro de la fábula siguiente:

«Antes de que muriera el maestro, los alumnos le pidieron la enseñanza más profunda. El maestro dijo: "Quiero un pastel". Los discípulos, extrañados, le trajeron el pastel. El maestro lo comió y dijo: "El pastel está rico". Y dicho esto, murió».

6. **Practica la moderación.** La moderación es muy útil si lo que buscas es un resultado a largo plazo más que una gratificación instantánea. Comer de más, cualquier cosa, aunque sean zanahorias, perjudica tu salud. Evidentemente si lo que comes en exceso es algún alimento sano, te afectará menos, pero, si te fijas en los animales, ninguno come cantidades grandes sino a poquitos.

7. **Ten presente que lo importante es lo que haces habitualmente,** no los hechos puntuales que te puedan desviar de tu propósito. Las excepciones son positivas y ayudan a mantener buenos hábitos a medio plazo. Resultará más beneficioso comer algo que no era lo que querías que sentir privación.

Como la sensación de carencia despierta las ganas de lo que se echa en falta, las excepciones en realidad te ayudan a conseguir tu propósito. Dale a las cosas la importancia que tienen. Si comes un día un alimento que hubieras preferido no comer, que eso no destruya tu serenidad ni te obsesione hasta el punto de dejar tu plan y comer cualquier cosa. Mantén las cosas en perspectiva, sé amable contigo mismo y no hagas una montaña de un grano de arena.

8. **Anticípate a las reuniones sociales y a las comidas fuera de casa.** Consulta la sección «Cómo comer sano fuera de casa» en esta obra. También puede ayudarte llevar contigo algún batido sin lácteos como los que se muestran aquí.

9. **Si has comido algún alimento dañino de los que desequilibran el pH** alcalino de tu organismo, bébete un zumo de vegetales frescos, toma un batido sin lácteos o come unas verduras verdes al vapor. En esta obra dispones de recetas de zumos, batidos sin lácteos y verduras al vapor. Experimenta en la cocina hasta dar con los platos que satisfacen tu propósito nutricional.

10. **Bendice tu comida y agradece por ella.** Da igual que seas o no religioso, se trata de la energía del amor y del agradecimiento. Tu mente es un lugar sagrado donde sólo han de entrar reflexiones e ideas positivas. Los pensamientos positivos generan acciones positivas, los que son de miedo o de carencia crean eso mismo. Cierra la puerta de tu mente a quien no es bienvenido.

Sentido común para la belleza, el bienestar y el equilibrio

Si te gustan los temas sobre alimentación y te ocupas de cuidar tu salud, seguro que has leído informaciones contradictorias y te planteas cuál será la verdadera.

Te propongo dos trucos que a mí me funcionan:

1. **Usa el sentido común.** La verdad es mucho más sencilla de encontrar cuando, ante una elección, aplicas el sentido. Por ejemplo:

   Come los alimentos en su estado más puro. Compara la verdura fresca ecológica, local y de temporada con los alimentos enlatados, envueltos en plástico, cocinados o calentados en el microondas, alimentos redefinidos e hiperprocesados, o alimentos fritos u horneados a altas temperaturas.

   Come cuando tengas hambre. Cuando creas que tienes hambre, bebe agua. Si al rato sigues con hambre entonces lo que sientes es hambre real. De igual manera, deja de comer antes de sentirte saciado, seguro que ya lo has probado y has comprobado que te sientes mucho más ligero. Otro punto importante es hacer la compra después de comer y no con el estómago vacío. Si haces la compra cuando tienes hambre llenarás la cesta de productos que son de consumo rápido, como pan, galletas, queso o patatas fritas. Si vas a comprar sintiéndote saciado, entonces elegirás mejor los productos de tu cesta de la compra.

Haz pocas mezclas. Recuerda la teoría de los reyes y los siervos: las ardillas no comen un plato de semillas variadas, bellotas y setas sino que a veces comen semillas, a veces bellotas y a veces setas. Entiendo que para los humanos esto es un caso extremo, pero sí puede resultar un modelo a imitar. Con sólo tres ingredientes puedes preparar platos deliciosos. Huye de las «ensaladas» en las que hay «de todo», no te engañes a ti mismo. No se trata de comer ensaladas, se trata de comer ligero. Y no tiene por qué ser lo mismo.

Come diferente en invierno que en verano. Cuando el clima es diferente, la tierra te da alimentos distintos y eso no es casualidad. La naturaleza sabe darte lo que necesitas en cada momento. La huerta de verano te provee de tomates y pepinos, alimentos ricos en agua que te ayudan a estar hidratado; mientras que en invierno abundan las legumbres, que son ricas en energía concentrada para protegerte del frío.

Ve al baño cuando sientas ganas. La biología humana nos enseña que después de cada comida se produce un movimiento intestinal reflejo que origina las ganas de defecar. Por tanto, lo normal es ir al baño después de cada comida.

En la práctica las personas sólo evacuan los intestinos una vez al día, bien por la mañana o bien por la noche, en casa; los que tienen más suerte, ambas. Hay que ir al baño después de cada comida y esto, aunque suene mal, es lo natural. No sé por qué nos da vergüenza ir al baño y queremos aparentar que somos «espíritus puros», cuando la realidad es que todos los seres vivos excretamos residuos después de comer. Si no vas al baño cuando tienes ganas, acabas por inhibir la señal natural que te envía tu organismo de que necesitas eliminar. Esto produce estreñimiento crónico.

Duerme las horas que necesites. Cada caso será diferente, pero tú mejor que nadie sabes si te despiertas descansado o si necesitas un café para ponerte a funcionar. A la salud y a tu belleza no le valen las autoexcusas típicas como «no me puedo permitir descansar, entonces quién hace todo lo que tengo pendiente, esto es lo que toca...».

Puedes estar una temporada corta dando el do de pecho pero sabes que no eres imprescindible y que el mundo seguirá girando igual contigo que sin ti. Tú y yo tenemos algo grande en común, y es que ambos nos iremos de este planeta. Disfruta del tiempo que tengas, y como dicen los hermanos Marx, «No te tomes la vida muy en serio, al fin y al cabo no saldrás vivo de ésta».

Aprende a expresar lo que sientes. Nadie es más que nadie, di lo que sientes porque tu verdad es tan valiosa como la de cualquier otro. Quiérete, exige que se te trate con respeto y amor. No permitas nada que no te haga feliz, aprende a decir que no y a pedir lo que necesites. Has de saber que mereces lo mejor de la vida y de las personas que te rodean.

2. Después experimenta. Lo que le funciona a una persona no tiene por qué servir para otra. Las anteriores son las ideas que a mí me parecen de sentido común. ¿Cuáles son las tuyas? Aprende a ser tu propio líder, créate tus propias normas y antes que creerte nada de lo que te hayamos contado los demás, ¡experimenta por ti mismo!

Ha sido un verdadero placer escribir este libro y poder compartir contigo todo aquello en lo que creo. Ánimo, ponlo en práctica, verás que se produce un antes y un después en tu vida. ¿Que cómo lo sé? ¡Porque soy adivina! ¡Que tengas un muy feliz viaje!

Bibliografía

Campbell, T. Colin, *El estudio de China,* Sirio, Málaga, 2012.

Fernández, Odile, *Mis recetas anticáncer,* Urano, Barcelona, 2013.

Gabriel, Jon, *El método Gabriel,* Urano, Barcelona, 2010.

Moreno, Ana, *Ayunar para sanar,* Mundo Vegetariano Ediciones, 2010.

—: *Coaching nutricional,* Mundo Vegetariano Ediciones, 2013.

Samso, Raimon, *Taller de amor,* Books4pocket, 2007.

Shinya, Hiromi, *La enzima para rejuvenecer,* Aguilar, Madrid, 2013.

Young, Robert, *La milagrosa dieta del pH, Obelisco,* Barcelona, 2012.

Agradecimientos

Este libro es el resultado de años de aprendizaje, de pruebas y errores sobre mi persona, años de asistir en consulta a mis clientes y de ver qué nos funciona a todos de verdad en la práctica. Podría citar a muchas personas que han contribuido a mi aprendizaje y al deseo tan enorme de compartir todo lo aprendido. Aquí va el nombre de algunas de ellas.

Muchas gracias a José Ramón Lobo, director de la Escuela de Naturopatía Unisalud, quien fue mi primer maestro. Cada día que iba a clase me decía a mí misma que había llegado al sitio donde, en realidad, tenía que estar.

Gracias a Lalita Salas, directora del Instituto Ann Wigmore en Puerto Rico, a quien considero mi mentora. Lalita: me has enseñado a enseñar con amor, con tu ejemplo he aprendido a interesarme genuinamente por mis alumnos.

Gracias asimismo a Óscar Montero, que me animó a escribir el primer libro.

¡Quién me iba a decir que escribiría después más de treinta!

Gracias a Sergio Fernández, quien siempre me ha animado a hacer lo que hago con la intención de contribuir verdaderamente al bienestar de los demás. Gracias de nuevo por revisar el libro, por ayudarme con la estructura y los títulos y, por supuesto, por escribirme un prólogo tan cariñoso.

Gracias a Raimón Samsó, por ser mi ángel de la guarda conector. También te agradezco mucho la lectura de tus libros.

231

Gracias a mi editora, Anna Mañas, por tu confianza, simpatía y buena disposición. En definitiva, por hacerlo todo tan fácil.

Gracias a Enrique Iborra por un diseño de portada tan bonito.

Gracias también a Marga Benavides y a M.ª Jesús Rodríguez, por la maquetación y la corrección del texto.

Muchas gracias a mi querida amiga Irene Pietropaoli, quien desde siempre me animó a desarrollar y ampliar el concepto de «flexivegetarianos».

Gracias a Eva Herber, psicólogo y coach especializada en trastornos de la alimentación, gran amiga y una más de la familia, por tu apoyo tan convencido al movimiento flexivegetariano.

Muchas gracias a mi familia, que siempre está a mi lado.

En todo lo que hago busco trasmitir la alegría de vivir, el amor a las personas, a los animales y al planeta. Me gusta saber que cada persona que asiste a mis cursos, a mi consulta o a las actividades que organiza la Escuela de Cocina se puede ir tocada con la varita mágica de la ilusión y la confianza, para conseguir integrar en su vida eso que tanto anhela, que es cuidarse y vivir en armonía.

Muchas gracias a los estupendos profesionales que me acompañan en la Escuela de Cocina Vegetariana, haciéndola posible, ayudándome en la formación de personas que quieren aprender a alimentarse mejor para su propio bienestar, así como a futuros profesionales que se dedicarán al ámbito de la alimentación saludable, vegetariana y crudivegana cursando el Máster en Nutrición y Cocina Vegetariana 70% Cruda.

Y muchas gracias, por supuesto, a todos los clientes de mi consulta, a mis lectores y a los alumnos que llegan a cada edición del máster desde cualquier lugar del planeta Tierra, Todos sois mi fuente de inspiración.

ANA MORENO
Famara, Lanzarote, septiembre 2014

Acerca de la autora

Ana Moreno, además de una prolífica autora con 30 obras en su haber sobre alimentación vegetariana y crudivegana y estilo de vida, es naturópata, *coach* nutricional, máster en nutrición y dietética y está licenciada en Ciencias Empresariales. Se ha formado en Nueva York, Santa Mónica y Puerto Rico.

La pasión por lo que hace la lleva a una dedicación exclusiva: directora del Máster en Cocina Vegetariana 70 % cruda, de la Escuela de Cocina Ana Moreno (www.escueladecocinavegetariana.com); directora del programa de radio *Café Morenini* (www.cafemorenini.com); presentadora del programa de Canal Cocina *100 % Vegetal;* propietaria y gerente de «La Fuente del Gato», hotel rural vegetariano y crudivegano; conferenciante –imparte talleres y conferencias como *coach* nutricional–; *blogger* en www.flexivegetarianos.com, cuenta con más de 25.000 seguidores en las redes sociales a través de YouTube, Facebook, Twitter y su boletín «Lechugas y tomates».

Índice